W0267663

Carl-Auer

All den Mutigen und Neugierigen gewidmet,
die sich psychotherapeutischen Innovationen nicht erst
dann zuwenden, wenn es ihre therapeutischen Eltern
erlauben oder wenn diese Innovationen allgemein
anerkannt sind. Ohne diese Vorreiter gäbe es keine
Entwicklung in der Psychotherapie.

Michael Bohne

Einführung in die Praxis der Energetischen Psychotherapie

Mit Illustrationen von Marcus Zimmermann

Zweite, überarbeitete Auflage, 2010

Mitglieder des wissenschaftlichen Beirats des Carl-Auer Verlags:

Prof. Dr. Rolf Arnold
Prof. Dr. Dirk Baecker
Prof. Dr. Bernhard Blanke
Prof. Dr. Ulrich Clement
Prof. Dr. Jörg Fengler
Dr. Barbara Heitger
Prof. Dr. Johannes Herwig-Lempp
Prof. Dr. Bruno Hildenbrand
Prof. Dr. Karl L. Holtz
Prof. Dr. Heiko Kleve
Dr. Roswita Königswieser
Prof. Dr. Jürgen Kriz
Prof. Dr. Friedebert Kröger
Tom Levold
Dr. Kurt Ludewig
Dr. Burkhard Peter
Prof. Dr. Bernhard Pörksen
Prof. Dr. Kersten Reich
Prof. Dr. Wolf Ritscher
Dr. Wilhelm Rotthaus
Prof. Dr. Arist von Schlippe
Dr. Gunther Schmidt
Prof. Dr. Siegfried J. Schmidt
Jakob R. Schneider
Prof. Dr. Jochen Schweitzer
Prof. Dr. Fritz B. Simon
Dr. Therese Steiner
Prof. Dr. Dr. Helm Stierlin
Karsten Trebesch
Bernhard Trenkle
Prof. Dr. Sigrid Tschöpe-Scheffler
Prof. Dr. Reinhard Voß
Dr. Gunthard Weber
Prof. Dr. Rudolf Wimmer
Prof. Dr. Michael Wirsching

Umschlaggestaltung: Uwe Göbel
Illustrationen: Marcus Zimmermann, deluzi Kommunikationsdesign, Berlin, www.deluzi.de
Satz: Verlagsservice Hegele, Heiligkreuzsteinach
Printed in Germany
Druck und Bindung: Freiburger Graphische Betriebe, www.fgb.de

Zweite, überarbeitete Auflage, 2010
ISBN: 978-3-89670-755-0
© 2008, 2010 Carl-Auer-Systeme Verlag
und Verlagsbuchhandlung GmbH, Heidelberg
Alle Rechte vorbehalten

Bibliografische Information Der Deutschen Nationalbibliothek:
Die Deutsche Nationalbibliothek verzeichnet diese Publikation in der Deutschen Nationalbibliografie; detaillierte bibliografische Daten sind im Internet über http://dnb.ddb.de abrufbar.

Informationen zu unserem gesamten Programm, unseren Autoren und zum Verlag finden Sie unter: www.carl-auer.de.

Wenn Sie Interesse an unseren monatlichen Nachrichten aus der Häusserstraße haben, können Sie unter http://www.carl-auer.de/newsletter den Newsletter abonnieren.

Carl-Auer Verlag GmbH
Häusserstr. 14
69115 Heidelberg
Tel. 0 62 21-64 38 0
Fax 0 62 21-64 38 22
info@carl-auer.de

Inhalt

Besonderer Hinweis

Dieses Buch informiert über eine neue Stressreduktions- bzw. Psychotherapietechnik, die Energetische Psychologie, deren Stärke u. a. darin liegt, dass sie auch als Selbsthilfetechnik genutzt werden kann. Die beschriebenen Übungen haben sich in der Praxis als sicher und effektiv bewährt. Natürlich kann es immer passieren, dass das Klopfen nicht wirkt, da man bei der Selbstanwendung etwas nicht bedacht hat, man sich nicht auf den für das belastende Thema relevanten Aspekt eingeschwungen hat oder eine besonders vielschichtige Problematik vorliegt, bei der die Klopftechnik als Selbsthilfeverfahren nicht mehr wirkt.

Wer mittels der beschriebenen Klopftechniken eigene Anliegen behandelt, tut dies natürlich auf eigene Verantwortung hin. Autor und Verlag beabsichtigen nicht, individuelle Diagnosen zu stellen oder dezidierte Therapieempfehlungen zu geben. Die hier beschriebenen Techniken und Übungen sind nicht als Ersatz für eine professionelle Behandlung bei gesundheitlichen Problemen oder größeren psychischen Störungen zu verstehen, sondern sollen es ermöglichen, erste eigene Anwendungserfahrungen mit den Klopftechniken zu machen.

Wer Patienten oder Klienten mit Hilfe der Energetischen Psychologie professionell behandeln möchte, sollte sich trotz der bisweilen einfach anmutenden Techniken unbedingt darin von einem erfahrenen Lehrtherapeuten ausbilden lassen.

Die Begriffe Energetische Psychologie und Energetische Psychotherapie werden im psychotherapeutischen Feld synonym verwendet. Wo es um Coaching geht, ist der Begriff Energetische Psychologie gebräuchlicher.

1. Die Bedeutung der Energetischen Psychologie im beginnenden 21. Jahrhundert

Hätte jemand noch etwa Ende der 1980er Jahre behauptet, dass Klienten[1] während einer Psychotherapie auf bestimmte Punkte ihres Körpers klopfen und dabei gleichzeitig an ihr Problem denken sollen, hätten wir dies sicherlich belächelt und als Scherz abgetan. Wir haben in unserer Kultur keine Referenzerfahrung aus unserem Alltag für das Sich-selbst-Beklopfen zur Reduktion behindernder Emotionen oder zur Transformation einschränkender Glaubenssätze, und somit werden die meisten Menschen eine solche Maßnahme vermutlich auch heute noch zunächst einmal als kulturfremd und somit suspekt erleben. Unser Glaube in der wissenschaftlich orientierten Psychotherapie ist es überdies, dass es primär hilft, über die Dinge zu *sprechen* und sie zu *verstehen*, und da passt eine Selbstbeklopfungsmaßnahme einfach nicht so recht ins Bild. Wie sehr wir jedoch Opfer unserer eigenen professionellen Glaubenssätze geworden sind, kann man an der Behandlung von Menschen mit Traumafolgestörungen ablesen. Weil wir im Feld der professionellen Psychotherapie so sehr der Meinung waren, dass Reden und unser einfühlendes Zuhören helfe, haben wir erst sehr spät realisiert, dass es vielen Menschen, die über ihr traumatisches Erleben nur gesprochen haben, gerade *wegen dieser Form* der Behandlung immer schlechterging.

Es brach also die Zeit an, in der ungewöhnliche Behandlungstechniken in die Traumatherapie Einzug hielten: Man denkt neuerdings an das belastende Erlebnis und schaut kontinuierlich von einer Seite zur anderen (EMDR[2]), man stellt sich vor, in einem Kinosessel zu sitzen und sich dort auf einer Leinwand zu betrachten, während man das schreckliche Erlebnis nochmals ansieht. Diesmal jedoch hat man die Fernbedienung selbst in der Hand und kann den Film nach Belieben modifizieren (Hypnotherapie, NLP[3]). Oder man klopft eben auf bestimmte Akupunkturpunkte, während man an das belastende Thema denkt, macht verschiedene Arten von Augenbewegungen, summt, zählt rückwärts und spricht eigentümlich klingende Sätze nach (Energetische Psychologie).

Willkommen im Land der ungewöhnlichen und vielleicht auch etwas kulturfremd wirkenden Behandlungstechniken. Seitdem der amerikanische Psychologe Fred Gallo die Energetische Psychologie (EP) 2001 in Deutschland erstmals einem größeren Kreis von akademisch sozialisierten Psychotherapeuten vorgestellt hat,[4] ist viel passiert. Hunderte von Therapeuten sind in den verschiedenen Techniken der Energetischen Psychologie ausgebildet, einige Kliniken nutzen diese Techniken im Rahmen der stationären Therapien, erste wissenschaftliche Studien sind durchgeführt und finden z. B. im Rahmen von Doktorarbeiten ihren Niederschlag, ein großer Kongress zur Nutzung der Energetischen Psychologie hat stattgefunden[5], und Dutzende von Selbsthilfebüchern werden von Hunderttausenden von Betroffenen und hilfesuchenden Menschen gekauft, genutzt und weiterempfohlen. Buchverlage und Buchhändler machen die Beobachtung, dass im Selbsthilfebereich zurzeit nichts so nachgefragt ist wie Bücher zur Energetischen Psychologie für Selbstanwender. Immer mehr Therapeuten berichten, dass Klienten mittlerweile explizit nachfragen, ob denn in ihrer Praxis „auch mit dem Klopfen" gearbeitet werde.

Noch nie gab es vor der Energetischen Psychologie eine psychotherapeutische Technik, die professionelle Therapeuten wie die Kunden im Buchhandel gleichermaßen in ihren Bann zog.

Techniken, Methoden und Erklärungsmodelle in den angewandten Wissenschaften und im Alltag sind stark abhängig von übergeordneten, die Menschheit bewegenden Themen und Strömungen. Dies muss so sein, da wir Menschen mit unserem Gehirn eben nicht losgelöst vom großen Ganzen sind. Daher überrascht es nicht, dass plötzlich die Nutzung von natürlich vorkommenden Energien in der Psychotherapie an Attraktivität gewinnt. Dies in einer Zeit, in der sich große Teile der Gesellschaften weltweit der Grenzen unserer Energieressourcen wirklich bewusst werden, selbst konservative Politiker die Wichtigkeit der erneuerbaren Energieformen betonen und der ehemalige US-Vizepräsident Al Gore erst mit seiner Ökotainment-Show die Welt belehrt und dann noch den Friedensnobelpreis für seine Ökoaktivitäten erhält.

Was für Freud und das 20. Jahrhundert die Heilmethode der Psychoanalyse war, könnte vielleicht für uns am Anfang des 21. Jahrhunderts in gewisser Weise die Energetische Psychologie werden. Beides sind wirkliche Paradigmenwechsel. Freud führte das Unbewusste in das Denken der Menschen seiner Zeit und in die psychotherapeutische Behandlung ein, die Energetische Psychologie das Phänomen *Energie*[6].

Möglicherweise rührt die Attraktivität der Energetischen Psychologie aber auch von ihrer im positiven Sinne gemeinten Einfachheit und ihrem Selbsthilfepotenzial her.

Wir leben in einer extrem komplexen Welt, und die Psychowissenschaften haben eine Komplexität erreicht, die von einem Menschen allein gar nicht mehr verstanden werden kann. Es erscheint unmöglich, alle psychodynamischen, behavioralen, kognitiven, hypnotherapeutischen, systemischen, transgenerationalen, transpersonalen, neurobiologischen, psychoimmunologischen und traumarelevanten Aspekte eines Menschen und seiner Problematik bzw. seines Leidens gleichzeitig zu berücksichtigen. Hinzu kommt noch die Tatsache, dass *das Gehirn eines Klienten* nur ein Teil seines Körpers ist und auch im übrigen Körper manchmal der Grund dafür liegen kann, dass sich psychotherapeutisch nichts oder zu wenig bewegt.

Und nun kommt eine neue Technik daher, die alles Leid als blockierten Energiefluss erklärt und auch bezüglich der Veränderungsmaßnahmen eine überschaubare Anzahl an Tools und Techniken bereitstellt. Na, wenn das nicht begeistert.

Doch Vorsicht. Ist denn da wirklich alles neu und kulturfremd, was unter der Flagge der Energetischen Psychologie segelt?

Mein Anliegen ist es, zunächst das Bekannte im Unbekannten zu erkennen und erst zum Schluss die Aufmerksamkeit auf das Neue zu richten. Wenn ich also die Energetische Psychologie untersuche, dann suche ich zunächst nach mir bekannten und bereits bewährten Elementen. Diese gilt es darzustellen. Danach bleibt immer noch genug Raum für das Neue, das Unbekannte, das Ungewöhnliche, ja das vielleicht Nichterklärliche. Auch deshalb kann es interessant sein, ein wenig in die Entstehungsgeschichte der Energetischen Psychologie zu schauen.

2. Wurzeln der Energetischen Psychologie

Die Beobachtung, dass sich über die Stimulation von Akupunkturpunkten auch Emotionen therapeutisch verändern lassen, ist im Grunde so alt wie die Akupunktur selbst, also je nach Quelle ca. 2000–6000 Jahre. Emotionen werden in der Traditionellen Chinesischen Medizin (TCM) als „Bewegungen des Qi der Organe" bezeichnet[7] und waren immer nur ein Teil einer Gesamtdiagnose und -behandlung der TCM. Die Psychotherapie westlicher Prägung gab und gibt es weder im alten noch im neuen China.[8]

Der enorm innovative US-amerikanische Arzt und Chiropraktiker George Goodheart war es, der in den 60er Jahren des 20. Jahrhunderts das alte Wissen der TCM mit verschiedenen manualtherapeutischen Methoden und dem aus der Physiotherapie kommenden Muskeltest zusammenbrachte. Hieraus entwickelte sich die Applied Kinesiology (AK), jene ganzheitliche ärztliche Behandlungstechnik, in der körperliche Störfelder mittels Muskeltest aufgesucht und mit verschiedensten manualtherapeutischen Techniken behandelt werden. Im Folgenden waren es zwei ungewöhnliche und innovative Psychotherapeuten, die über ihren psychotherapeutischen Tellerrand blickten und sich in Applied Kinesiology fortbildeten. Zum einen war es der australische Arzt, Psychiater und Psychoanalytiker (nach C. G. Jung) John Diamond, der bei George Goodheart die Applied Kinesiology erlernte.[9] Zum anderen war es der amerikanische Psychologe Roger Callahan, der sich von Harvey Ross inspirieren ließ und durch einen Kurs in Applied Kinesiology bei David Walther und Robert Bleich die Technik kennenlernte.[10] Ferner soll Callahan entscheidende Impulse zur Behandlung von Emotionen wiederum von John Diamond erhalten haben.[11] Callahan betrachtete laut Gallo den Großteil seiner Arbeit als „Betriebsgeheimnis". Er entwickelte ein System, in dem je nach Diagnose ganz konkrete Akupunkturpunkte in einer ganz genauen Reihenfolge beklopft werden mussten, damit sich die Symptome auflösen konnten (Thought Field Therapy = TFT, mehr hierzu siehe S. 29).[12] Gallo selbst, dem wir es neben Gunther Schmidt (aus Heidelberg) zu verdanken haben, dass die

Energetische Psychologie in Deutschland in die akademisch sozialisierte Psychotherapie Einzug gehalten hat, hat sich mit den unterschiedlichsten energetischen und kinesiologischen Techniken beschäftigt, später noch bei Callahan gelernt und dann sein eigenes System (EDxTM = Energy Diagnostic and Treatment Methods)[13] entwickelt. In seinem System werden die betroffenen Meridiane, die bestwirksamen Behandlungspunkte, die dysfunktionalen Kognitionen und die unbewusste Abwehr (in der EP psychische Umkehrung genannt) mittels verschiedener Testungen, vor allem mittels Muskeltest, ermittelt (mehr dazu siehe S. 32).

Ein weiterer sehr wichtiger Vertreter der Energetischen Psychologie ist der Ingenieur und Coach Gary Craig,[14] dem die unterschiedlichen Behandlungsabfolgen von Callahan nicht plausibel erschienen und der die kreative Idee entwickelte, einfach alle Meridiane durchklopfen zu lassen, in der Annahme, dass ja die betroffenen Meridiane und Akupunkturpunkte so in jedem Fall dabei sein würden. Seine Technik, die Emotional Freedom Techniques (EFT), ist im Selbsthilfebereich sicherlich die bislang populärste. Dies liegt außer am professionellen Marketing nicht zuletzt daran, dass EFT stark systematisiert ist und so auch ohne große Vorerfahrung angewandt werden kann. Der Grund dafür mag auch darin zu suchen sein, dass im EFT gewisse omnipotente Heilsversprechungen (nicht nur im Namen Emotionale Befreiung bzw. Freiheit) gemacht werden, die bei Hilfesuchenden natürlich gut ankommen. Dies wiederum ist verständlich, da Gary Craig und viele EFT-Anwender eben keine ausgebildeten Psychotherapeuten sind, sie somit nicht die Differenziertheit und Komplexität vieler Störungsbilder berücksichtigen können. Da die Klopftechniken in einigen Bereichen, wie z. B. bei Ängsten und posttraumatischem Stress, enorme Wirksamkeit zeigen, vermuten viele EFT-Anwender auch bei anderen, weit komplexeren Störungsbildern diese Wirksamkeit, die die Energetische Psychologie jedoch insgesamt zurzeit noch nicht aufweisen kann. Dennoch, EFT stellt einen wichtigen, hilfreichen und wesentlichen Zweig der Energetischen Psychologie, zumindest für den Bereich der Selbsthilfe, dar (mehr hierzu siehe S. 29).

Auf die Dutzenden von anderen energetischen und kinesiologischen Techniken sei hier nicht weiter eingegangen.[15] Wichtig bleibt zu erwähnen, dass die *Applied Kinesiology*, also die Wurzel der Energetischen

Psychologie, nicht mit der *Angewandten Kinesiologie* verwechselt werden darf. Die Applied Kinesiology ist eine Technik, die nur von Ärzten, Zahnärzten und erfahrenen Physiotherapeuten erlernt und ausgeübt werden darf, während die Angewandte Kinesiologie ein Oberbegriff für verschiedene Kinesiologietechniken ist, die man erlernen kann, ohne überhaupt eine medizinische oder psychologische Grundausbildung zu haben.[16] Ihre Wurzeln liegen u. a. in der Laienversion der Applied Kinesiology, dem Touch for Health, welches der Arzt John Thie zur Selbsthilfe für medizinisch nicht vorgebildete Menschen entwickelt hat.[17] Auch der Muskeltest wird in beiden Disziplinen sehr unterschiedlich durchgeführt und erklärt (siehe hierzu auch S. 32). Ich beziehe mich hier, wenn ich über den Muskeltest schreibe, durchweg auf die *Mutterdisziplin* der Energetischen Psychologie, die Applied Kinesiology, wenngleich erwähnt werden muss, dass einige der Werkzeuge und Techniken, die heute in der Energetischen Psychologie genutzt werden, ihren Ursprung in den verschiedenen kinesiologischen Methoden haben.[18] Es muss ferner berücksichtigt werden, dass die Grundhaltung in der Applied Kinesiology eine vollkommen andere als in der abendländischen Psychotherapie ist. Nach meiner Beobachtung berücksichtigen die am Körper arbeitenden Therapeuten und Autoren, auch die mit der Applied Kinesiology befassten, die Psyche zu wenig differenziert und haben bisweilen eine eher mechanische Vorstellung von emotionalen, kognitiven und bindungsrelevanten Prozessen. Deshalb verwundert es nicht, dass in der AK meist einzig die Veränderungstechnik NLP als psychotherapeutische Technik empfohlen wird.[19]

Psychotherapeuten hingegen bedenken häufig viel zu wenig, welche massiven psychischen Auswirkungen durch (körper)strukturelle, biochemische und ernährungsbedingte Probleme des Körpers entstehen können. Durch sie wird der Körper nicht selten auf ein oft rudimentäres Maß von *gesund* oder *krank* reduziert. All die körperlich-funktionellen Fehlsteuerungen, die bereits weit vor manifesten Erkrankungen das emotionale und kognitive Erleben beeinflussen können, werden von Psychotherapeuten auf Grund ihrer fehlenden medizinischen Ausbildung meist erheblich unterschätzt. Ich persönlich glaube, dass beide Seiten von einem Behandler allein auch gar nicht mehr differenziert berücksichtigt werden können, da sich die Bereiche enorm diversifiziert haben und jeweils eine sehr hohe Komplexität aufweisen. Somit sollten wir intensiv kooperieren, was gerade zwischen den Anwendern der Energetischen Psychologie und denen der Applied Kinesiology erfahrungsgemäß für alle Beteiligten (Klienten, Psychotherapeuten und AKler) zu sehr segensreichen Synergien führen kann.

3. Therapeutisches Vorgehen in der Energetischen Psychologie

Wie bereits erwähnt, ist die Energetische Psychologie ein Sammelsurium verschiedenster energetischer, kinesiologischer und psychotherapeutischer Tools (also Werkzeuge) und Techniken.

Im Grunde setzen all diese Tools und Techniken an drei Bereichen an:

- an *negativen, dysfunktionalen Emotionen*
- an *dysfunktionalen Kognitionen bzw. Glaubenssätzen und Beziehungsmustern* (sogenannten psychischen Umkehrungen)
- an *neurofunktionellen und energetischen Blockaden* (wie z. B. Switching, Überenergie, massiver psychischer Umkehrung, Polaritätenumkehrung, energetischen Toxinen).

Gemäß diesen drei Bereichen gibt es verschiedene Tools, anhand deren drei Hauptbehandlungsstrategien verfolgt werden:

- *Dysfunktionale Emotionen werden* mittels Selbstbeklopfen von Akupunkturpunkten *reduziert bzw. aufgelöst* (siehe S. 23/27).
- *Einschränkende, dysfunktionale Kognitionen bzw. Glaubenssätze und Beziehungsmuster werden* durch eine Kombination von Klopfen bzw. Reiben und Aussprechen einer auf Integration, Selbstakzeptanz und Selbstliebe zielenden Affirmation *behandelt bzw. transformiert* (siehe S. 24/27).
- *Störungen auf der neurofunktionellen und energetischen Ebene werden* meist durch bilateral stimulierende bzw. die Körperachse überkreuzende Übungen *behandelt* (siehe S. 23).

Die unterschiedlichen EP-Techniken gehen diese drei Bereiche unterschiedlich systematisch an. Einige Techniken sind sehr protokollorientiert, der genaue Ablauf ist also vorgeschrieben (EFT, TFT), andere wie die EDxTM nutzen extensiv das manuelle Muskeltesten, wobei immer wieder die betroffenen Punkte diagnostiziert und dann dezidiert behandelt werden. In der Prozess- und Embodimentfokussierten Energetischen Psychologie (PEP, S. 95), die eher eine *psychotherapeutische* als eine *energetische* Technik darstellt, wird prozessorientiert, psychodynamisch kreativ und flexibel vorgegangen. Viele Techniken unterscheiden sich lediglich dadurch, dass sie bestimmte Klopfpunkte und Klopfabfolgen favorisieren, die für geeigneter als andere gehalten werden. Hierzu jedoch später mehr.

Unabhängig von der Art der Abfolge, der Systematisierung und Integration in die verschiedenen Herangehensweisen werden die einzelnen Tools (s. u.) jedoch in allen Techniken ähnlich angewandt. Die Tools sind die mikroprozessualen Interventionsstrategien, die nur wenige Sekunden dauern, während die Techniken die unterschiedliche Aneinanderreihung und Nutzung der verschiedenen Tools beschreiben. Die Techniken brauchen einige wenige Minuten. Die Integration in die unterschiedlichen psychotherapeutischen Methoden und Settings beschreibt somit den Ablauf auf der Ebene von Stunden und noch größeren Zeiträumen (deckt also alle Varianten von der lösungsorientierten einmaligen Beratung bis zur Langzeitanalyse ab). Da es sich bei der Energetischen Psychologie lediglich um eine Zusatztechnik handelt, müssen Psychotherapeuten und Coachs diese Zusatztechnik in ihre bereits vorhandenen Methoden und Settings integrieren.

Die Kategorien sind also:

- Tools (z. B. Überkreuzübung, Akupunkturpunkte zur Stressreduktion klopfen, selbstakzeptierende Sätze aussprechen, 9-G-Übung, Gehirnbalance, liegende Acht, Abschlussentspannung etc.), ihre Anwendung dauert wenige Sekunden bis Minuten.
- Techniken (z. B. EFT, TFT, EDxTM, PEP), ihre Anwendung dauert Minuten.
- Methoden (z. B. Verhaltenstherapie, tiefenpsychologische und analytische Psychotherapie, Hypnotherapie, systemische Therapie, Gesprächspsychotherapie etc.), ihre Anwendung dauert Stunden.
- Settings (z. B. Kurzzeittherapie, Coaching, Beratung, Langzeittherapie, ambulante versus stationäre Therapie), ihre Anwendung dauert längere Zeiträume (Wochen bis Monate).

Die Energetische Psychologie stellt also keine eigenständige Behandlungs*methode* dar. Sie muss in ein übergeordnetes, wie auch immer zusammengesetztes System integriert werden und kann dann in verschiedenen Settings genutzt werden. Lediglich als Selbsthilfetechnik benötigt sie keine Einbettung in eine andere Methode. Dies hat allerdings zur Folge, dass sie trotz ihres großen Potenzials in der Selbsthilfe ganz klare Grenzen hat, jenseits deren sie bei den Selbstanwendern nicht mehr wirksam ist. Wenn die Grenzen der Selbstanwendung erreicht sind, bedarf es meist dann doch eines auch in anderen Verfahren, Methoden und Techniken ausgebildeten und erfahrenen Psychotherapeuten. Die Tatsache, dass einige *Anbieter* ohne Ausbildung und Erfahrung in anderen Psychotherapie- oder Coachingmethoden das Klopfen durchführen, darf darüber nicht hinwegtäuschen. Bei einfachen und unkomplizierten Indikationen mögen diese Angebote in den meisten Fällen auch gut funktionieren, und die Menschen werden auch von diesen Anbietern profitieren. Wenn diese Anbieter jedoch mit ihrem *energetischen Latein* am Ende sind, können sie den Klienten meist nicht weiterhelfen, was diese nicht selten dann auf sich beziehen, ganz nach dem Motto: Muss ich gestört sein, dass der mir nicht helfen kann.

Auch könnte es sein, dass das Klopfen nicht auf den psychodynamisch relevanten Fokus angewandt wurde und somit nicht helfen konnte, was dazu führen kann, dass diese Technik für den betreffenden Klienten erst einmal *verbrannt* ist. Das ist dann wirklich schade, da der Folgebehandler, wenn er eine Indikation für die EP sieht, einige Mühe haben wird, dem Klienten die Potenziale der Energetischen Psychologie plausibel zu machen. Dies alles heißt natürlich nicht, dass gutausgebildete Therapeuten keine Fehler machen würden oder per se schon die besseren Behandler wären.

3.1 Der bifokale Behandlungsfokus: Emotionen und Kognitionen bzw. Glaubenssätze bzw. Beziehungsmuster

Bei der Behandlung mittels Energetischer Psychologie ist es ganz wesentlich, den Behandlungsfokus sehr genau auf das zu behandelnde dysfunktionale Phänomen auszurichten. Sollen negative, *dysfunktionale Emotionen* reduziert werden, so sollten diese Gefühle neuronal, also im Erleben des Klienten, zu einem gewissen Grad aktiviert werden. Sollen *dysfunktionale Kognitionen und dysfunktionale Beziehungsaspekte* transformiert werden, sollten diese sehr genau herausgearbeitet bzw. präzise benannt werden. Und sollten Tools zur Verbesserung möglicher *energetisch-neurofunktioneller Störungen* angewendet werden, ist es sinnvoll, nicht gleichzeitig andere Themenfelder neuronal zu aktivieren, sondern nur diese körperbezogenen Übungen durchzuführen.

Ein junger Musiker kam zu einem Auftritts-Coaching, da er bei öffentlichen Auftritten schon immer sehr nervös war und Angst hatte, das bevorstehende Probespiel bei einem renommierten Orchester nicht zu bestehen. In der Analyse dysfunktionaler Glaubenssätze fiel auf, dass er alle Mitbewerber als besser einschätzte als sich selbst (was objektiv gesehen eine Fehleinschätzung war). Es konnten folgende Glaubenssätze herausgearbeitet werden:

„Die anderen sind alle besser als ich. Ich könnte meine Geige vor lauter Aufregung fallenlassen. Wenn ich das Probespiel bestehe, muss ich künftig immer perfekt funktionieren: Erfolg ist gefährlich."

Im emotionalen Bereich litt er unter: Nervosität; Angst, zu versagen; Angst, die Ansprüche des Orchesters nicht erfüllen zu können; Angst, vor einem Black-out, vor Schamgefühlen und Hoffnungslosigkeitsgefühlen.

Die negativen Gefühle lagen auf einer subjektiven Belastungsskala (SUD-Skala[20] nach Wolpe) zwischen 6 und 10. Wir transformierten zunächst die dysfunktionalen Glaubenssätze mittels einer Selbstakzeptanzübung (siehe S. 74) und fokussierten dann auf die negativen, dysfunktionalen Emotionen. Die Gefühle wurden aufgelöst, indem der junge Musiker an das jeweilige Gefühl dachte und er dabei selbst verschiedene Akupunkturpunkte beklopfte. Nach kurzer Zeit löste sich das Unbehagen wegen des bevorstehenden Probespiels auf, und je mehr der Stress sich reduzierte, desto mehr kamen ihm Ressourcen aus seiner Vergangenheit in den Sinn. So fielen ihm z. B. plötzlich mehrere gutgelaufene Auftrittssituationen und sogar gutgelaufene Vorspielsituationen ein. Durch die konsequente Bearbeitung der negativen, dysfunktionalen Glaubenssätze und der negativen, dysfunktionalen Emotionen kam er innerhalb einer Sitzung in einen ressourcevolleren Zustand. Auf der SUD-Skala bezüglich des vor ihm liegenden Auftritts lag er nun bei 0 bis 1. Mittels einer Ressourcenaktivierungsübung (siehe S. 89) erhöhten wir noch die positive Vorfreude auf den Auftritt.

3.2 Struktur eines Behandlungsablaufs

Egal um welche Klopftechnik es sich handelt, die meisten Techniken nutzen recht ähnliche Behandlungs-Tools und unterscheiden sich lediglich darin, dass sie sie unterschiedlich benennen und einen unterschiedlichen Ablauf bzw. jeweils andere Klopfpunkte favorisieren. Bei Gallos EDxTM-Technik werden die zu behandelnden Meridiane und Akupunkturpunkte mittels Muskeltest diagnostiziert, bei anderen Techniken (z. B. EFT, TFT, NAEM – Negative Affect Erasing Method) werden mehr oder weniger statische Behandlungsprotokolle angewandt (siehe S. 28). Am Anfang der Behandlung sollte bei jeder EP-Technik das zu behandelnde Thema neuronal aktiviert werden, d. h. emotional spürbar sein. Massiv belastende Themen sind ja meist ohne große Vorbereitungsmaßnahmen sofort präsent. Wenn die Themen jedoch nicht spontan assoziiert werden können, z. B. wenn die Klienten sie lange Zeit immer wieder verdrängt haben, dann kann mittels Aktivierung der verschiedenen Sinneskanäle das zu behandelnde Thema etwas *hervorgelockt* werden. Folgende Fragen kann man dem Klienten z. B. stellen:

- Welches negative innere Bild gehört zu dem Thema? Was also erscheint vor Ihrem inneren Auge?
- Wo im Körper fühlt es sich besonders unangenehm an?
- Um was für ein Gefühl handelt es sich genau?
- Wie denken Sie über sich, da Sie dieses Problem haben?
- Was glauben Sie, dass andere über Sie denken, da Sie dieses Problem haben?
- Machen Sie sich einen Vorwurf bezüglich des Themas?
- Manchen Sie irgendjemand anderem einen Vorwurf bezüglich des Themas?
- Haben Sie noch eine Erwartung jemand anderem gegenüber?
- Wie alt fühlen Sie sich jetzt gerade, wenn Sie an das Problem denken?

Des Weiteren nutzen viele EP-Techniken die anfängliche und intermittierende Einschätzung und Abfrage der aktuellen Belastung mittels der Stressskala von 0 bis 10. Bei allen Techniken sollte die Erinnerung an das belastende Erleben, von Callahan[21] auch als Thought Field, also Gedankenfeld, bezeichnet, ein wenig aktiviert sein, *während* die unterschiedlichen Akupunkturpunkte vom Klienten selbst beklopft werden. Die Selbstbeklopfung stellt vermutlich einen wesentlichen Wirkfaktor dar (siehe auch S. 60), weshalb es auch aus meiner Sicht keine plausiblen Gründe dafür gibt, dass der Therapeut den Klienten beklopft,[22] wie dies von einigen Anwendern, vor allem beim EFT und seinen Ablegern, immer wieder berichtet wird. Wichtig ist es hingegen, dass der Behandler sich selbst mit beklopft: zunächst natürlich, damit der Klient die richtige Lage der Klopfpunkte kennenlernt, dann, um einen möglichst guten Rapport zu gewährleisten, und letztlich, damit der Behandler an seiner eigenen Reaktion spüren kann, welche Punkte gegebenenfalls eine besondere Erleichterung bringen bzw. an welchen Punkten der Prozess besonders vorankommt. Denn der Behandler ist ja über seine Empathie, seine Spiegelneuronenkompetenz und vielleicht auch über so etwas wie ein gemeinsames Energiefeld mit dem Klienten energetisch und empathisch verbunden. Dass wir Therapeuten uns während der Behandlung selbst mit beklopfen, wird bei der Behandlung schwer traumatisierter Patienten, bei der wir ja häufig über sehr belastende, selbst beim Zuhören kaum auszuhaltende Dinge erfahren, für uns zu einer Art Prophylaxe gegen potentielle sekundäre Traumatisierungen und stellt somit eine wesentliche Komponente der Therapeutenselbstfürsorge dar.

Alle Techniken nutzen ferner Tools, die die neuronale Verarbeitung und Integration der durch die Behandlung aktivierten neuronalen Erregungen optimieren. Das heißt, nachdem z. B. ein belastendes Gefühl aktiviert wurde, werden nicht nur die Akupunkturpunkte beklopft, während der Klient weiter Kontakt zum belastenden Thema hält, sondern es werden intermittierend immer wieder Übungen durchgeführt, die man als *multiple neuronale Stimulationen* bezeichnen könnte. Dies kann z. B. die 9-G-Übung sein (auch Zwischenentspannung genannt, siehe S. 82), bei der kreisende Augenbewegungen mit Summen, Zählen und dem Beklopfen eines oder mehrerer Akupunkturpunkte kombiniert werden. Auch die Antiswitching- bzw. Überenergieübung (siehe S. 72), bei der Arme und Beine eine Überkreuzstellung einnehmen und gleichzeitig verschiedene visuelle und auditive Vorstellungen aktiviert werden, wird genutzt. Letztlich stellen auch die liegende Acht (siehe S. 53) oder die Schlüsselbeinatmung[23] eine bilaterale, multiple neuronale Stimulation dar.

Am Ende der Behandlung, wenn der Stress kleiner oder gleich 3 auf der Skala ist, kann man noch eine Abschlussentspannung durchführen (siehe S. 84). Falls das behandelte Themenfeld sich nun schon richtig gut anfühlt, ist die Behandlung beendet. Sollte zwar der Stress beseitigt sein, das Thema sich aber noch nicht stabil anfühlen oder sollte man das Gefühl haben, dass noch etwas fehlt, so könnte man eine abschließende Ressourcenaktivierung zur Ergebnisoptimierung und zur Verbesserung der Nachhaltigkeit der Behandlung durchführen. Hierbei können eine gute, stimmige und energetisierende Affirmation gesucht und aktiviert sowie ein positives Zielbild entwickelt und verankert werden (siehe S. 89). Die positiven Affirmationen kann man, etwas sportlich ausgedrückt, auch als selbstbezügliche Werbe-Claims bezeichnen.

Wichtig bei der Behandlung der negativen Emotionen mittels Energetischer Psychologie ist es, wie bereits erwähnt, dass der Klient selbst sich beklopft, also selbst aktiv etwas gegen die belastenden Gefühle tut und somit eine Selbstwirksamkeitserfahrung macht. Dieser Aspekt ist einer der ausschlaggebenden Punkte dafür, dass die Technik von den meisten Klienten sehr gut angenommen wird. Angstpatienten sagen dann häufig: „Endlich habe ich etwas, das ich selbst gegen meine Ängste und Panikattacken tun kann." In der Traumabehandlung dürften dieser Aspekt und das extrem seltene Vorkommen von hartnäckigen Abreaktionen einen Vorteil gegenüber dem EMDR bieten. In Kapitel 6 wird dezidiert ein Selbstbehandlungsablauf vorgestellt (siehe S. 69).

3.2.1 Auflösung neurofunktioneller (körperlicher) und energetischer Störungen

Verschiedene weiter unten (siehe S. 49) beschriebene neurofunktionelle (körperliche) und energetische Störungen können aus Sicht der Energetischen Psychologie den Behandlungsfortschritt verlangsamen oder gänzlich blockieren. Somit wird empfohlen, diese Übungen entweder pauschal vor und während der Behandlung einzubauen (siehe S. 72) oder, falls man mit dem Muskeltest arbeitet, intermittierend mittels Muskeltest zu diagnostizieren, ob eine solche Störung vorliegt und, wenn ja, die Behandlungs-Tools anzuwenden. Zu den Gefahren und Problemen des Muskeltests komme ich später (S. 35/41).

3.2.2 Klopfen relevanter Akupunkturpunkte gegen emotionalen Stress

Die meisten Techniken nutzen für die Klopfbehandlung die Anfangs- und Endpunkte der Meridiane. Bereits Goodheart formulierte die

Hypothese, dass die „somatische Verarbeitung psychischer Reize" vor allem durch die Behandlung der Anfangs- und Endpunkte der Meridiane günstig beeinflusst werde.[24] Man könnte auch formulieren, dass die Anfangs- und Endpunkte der Meridiane bestmögliche Einstiegspforten für die Beeinflussung des Energieflusses innerhalb der Meridiane mittels Klopfstimulation darstellen. Bei einigen Techniken werden die Punkte nicht geklopft, sondern gehalten, und der Klient achtet dabei auf seinen Atem (*Touch and Breath*, Diepold 1998/1999[25]). In anderen Techniken werden statt der Akupunkturpunkte die Chakren[26] durch Halten stimuliert, während die gesamte sonstige Behandlung sehr ähnlich abläuft. Wenn man seine Akupunkturpunkte mehrfach mittels Klopfen behandelt hat, reicht es bei einem erneuten Auftreten eines belastenden Themas häufig auch aus, einfach nur an die Punkte zu denken, während man gleichzeitig an das belastende Thema denkt. Die stressreduzierende Wirkung wird vermutlich an den Akupunkturpunkten geankert und ist somit auch durch bloße Imagination aktivierbar.

3.2.3 Die Sandwichtechnik

Die meisten Techniken nutzen eine ähnliche Abfolge bei der Reduktion des emotionalen Stresses. Man klopft bestimmte Punktabfolgen, macht dann eine 9-G-Übung (also die Zwischenentspannung) und führt danach wieder die Punktabfolge durch. Dieser Wechsel von Punkteklopfen, 9-G-Übung und Punkteklopfen wird Sandwichtechnik genannt und kann mehrfach wiederholt werden, und zwar so lange, bis der Stress auf der Skala kleiner oder gleich 3 ist. Danach folgt die sogenannte Abschlussentspannung (siehe S. 84).

3.2.4 Behandlung dysfunktionaler Kognitionen bzw. Glaubenssätze und Beziehungsmuster (psychische Umkehrung)

Neben den direkt subjektiv spürbaren Belastungen durch negative Gefühle, die ein dysfunktionales Maß erreicht haben, wie z. B. unangemessenen Ängsten, ausgeprägter Traurigkeit, grundloser Hoffnungslosigkeit, selbstschädigendem Ärger oder anderen *dysfunktionalen Aktivitäten* des limbischen Systems und des anterioren cingulären Kortex (ACC), spielen auch störende Glaubenssätze bzw. Kognitionen (im präfrontalen Kortex) der Klienten in der Psychotherapie eine entscheidende Rolle. Häufig verhindern solche tiefsitzenden Glaubenssätze, wie z. B. „Es ist für mich gefährlich, wenn ich diese Angst überwinde" oder „Ich habe es nicht verdient, diese Angst zu überwinden", dass die emotionale Belastung abnimmt und damit der subjektive Belastungsindex (SUD) sinkt. Diese störenden Glaubenssätze, die die Behandlung blockieren, werden in der Energetischen Psychologie, wie bereits erwähnt, *psychische Umkehrung* genannt. Diagnostiziert wird eine sogenannte psychische Umkehrung entweder dadurch, dass die Einschränkungen herausgehört werden („Ob ich es überhaupt verdient habe, die Angst jemals zu überwinden?") oder indem der Klient dezidierte Diagnosesätze ausspricht und mit Hilfe des aus der Applied Kinesiology (AK) kommenden Muskeltestes festgestellt wird, ob der ausgesprochene Satz für den Klienten Stress repräsentiert oder nicht, z. B. „Ich habe es verdient, meine Angst zu überwinden". Bei der PEP kann der Klient darüber hinaus – nachdem ein provokativer Testsatz ausgesprochen worden ist – durch eine Fokussierung auf seine somatischen Marker[27] und intuitiven Hinweise daraufhin untersucht werden, ob der Testsatz von ihm als kongruent oder inkongruent erlebt wird.[28]

Durch das Beklopfen bestimmter Akupunkturpunkte bzw. das kreisende Reiben des Selbstakzeptanzpunktes (s. u.) bei gleichzeitigem Aussprechen selbstakzeptierender Affirmationen werden dysfunktionale Glaubenssätze und unbewusste Selbstsabotagemuster in selbstakzeptierende Überzeugungen transformiert. Das klingt zunächst profan, ist aber meist von durchschlagender Wirkung. Zunächst wird hierbei die negative Überzeugung sprachlich mit einer Selbstakzeptanz verknüpft, wie z. B.: „Auch wenn ich glaube, dass es mir nicht erlaubt ist, meine Angst zu überwinden, liebe und akzeptiere ich mich so, wie ich bin." Während dieser Satz dreimal laut ausgesprochen wird, klopft der Klient auf einem Akupunkturpunkt (z. B. den Handkantenpunkt = Dünndarmmeridian) bzw. reibt einen neurolymphatischen Reflexpunkt (den sogenannten Selbstakzeptanzpunkt oder *wunden Punkt*) z. B. auf dem linken Brustmuskel (siehe Abbildung S. 75) und stimuliert somit gleichzeitig sein Meridiansystem bzw. – im Falle des *wunden Punktes* – das neurolymphatische System und somit natürlich seinen Körper.

Das Beklopfen der Akupunkturpunkte im Wechsel mit den multiplen neuronalen Stimulationen (z. B. mit der G-9-Übung, also der Zwischenentspannung) besitzt allein schon das Potenzial, den Stress, die dysfunktionalen, negativen Emotionen, vollständig aufzulösen. Es sei denn, es liegen ebenjene unbewussten (oder energetischen) Blockaden vor, die in der Energetischen Psychologie als *psychische Umkehrungen* beschrieben werden und die aus psychologischer Sicht jedoch, wie bereits erwähnt, nichts anderes bedeuten als das Vorliegen von:

- dysfunktionalen Kognitionen,
- dysfunktionalen Selbstbeziehungsmanövern oder
- dysfunktionalen Beziehungen zu anderen.

Neurobiologisch gesprochen, handelt es sich dabei um häufig sich der bewussten Wahrnehmung entziehende Erregungsmuster bzw. nichtfunktionierende neuronale Hemmungen (vermutlich im präfrontalen Kortex), die eine vollständige Lösung des Problems (im limbischen System) blockieren (siehe auch S. 57). Es ist im Grunde egal, ob diese Blockaden herausgehört oder mittels Muskeltest herausgefunden werden. Sie werden durchweg durch das laute Aussprechen einer auf Selbstannahme und Integration zielenden Affirmation aufgelöst – bei gleichzeitiger Stimulation des Körpers, wie oben beschrieben (Näheres siehe auch S. 74).

3.3 Das Klopfen auf Akupunkturpunkte

Wie bereits erwähnt, ist die Grundannahme der Energetischen Psychologie, dass bei gleichzeitigem Denken an das Problem und Beklopfen der betroffenen Akupunkturpunkte sich die negativen Emotionen zügig auflösen, sofern keine Blockaden im Sinne einer sogenannten psychischen Umkehrung, also dysfunktionaler Kognitionen und Beziehungsmuster wie z. B. die Big-Five-Lösungsblockaden der PEP (S. 64), vorhanden sind. Man könnte etwas salopp formulieren, dass die Ampeln des präfrontalen Kortex dann auf Rot stehen. Aus Sicht der Energetischen Psychologie wird die psychische Umkehrung nicht in erster Linie psychologisch erklärt, sondern dem Energiefluss in dem betreffenden Meridian zugeschrieben. Callahan[29] „vertritt im Wesentlichen die Auffassung, dass die elektrischen oder elektromagnetischen Pole innerhalb der Meridiane tatsächlich umgekehrt sind und dass dies die betreffende Person an der Umsetzung ihrer erklärten Absichten hindert“.

3.3.1 Beschleunigte Emotionsverarbeitung

Erfahrungsgemäß führt das Aktivieren der emotionalen Belastung unter gleichzeitiger kontinuierlicher Selbstbeklopfung zu einer beschleunigten Prozessierung der negativen, dysfunktionalen Emotionen. Wichtig scheint dabei zu sein, dass das Thema sozusagen *am Köcheln* gehalten wird. Dies wird entweder dadurch gewährleistet, dass das Thema in Form eines Erinnerungssatzes immer wieder ausgesprochen wird, z. B. „Meine Angst vor Spinnen, meine Angst vor Spinnen, meine Angst vor Spinnen" (auditiver Kanal), oder aber dadurch, dass der Betreffende intensiv an das Thema denkt, es also visualisiert bzw. kinästhetisch aktiviert, während er sich beklopft. Gallo ist der Überzeugung, dass es ausreicht, nur kurz zu Beginn der Behandlung an das Thema zu denken. Man müsse nicht die ganze Zeit über das Thema reaktivieren. Eigene Erfahrungen bestätigen, dass dies tatsächlich ausreicht, wenngleich eine intensive Hinwendung zum Thema wirksamer zu sein scheint.

3.3.2 Beschleunigte Transformation dysfunktionaler Kognitionen bzw. Glaubenssätze bzw. Beziehungsmuster

Sollten die negativen Emotionen sich durch die Selbstbeklopfung nicht reduzieren lassen, so liegt aus Sicht der Energetischen Psychologie eine bereits erwähnte psychische Umkehrung vor. Diese wird genauso unspektakulär behandelt wie die negativen, dysfunktionalen Emotionen – durch Aussprechen einer auf Selbstannahme und Selbstliebe zielenden Affirmation und gleichzeitiger Stimulation eines Körperpunktes: „Auch wenn ich ..., liebe und akzeptiere ich mich so, wie ich bin!"

Dies führt zu einer erstaunlichen Beschleunigung der kognitiven Umstrukturierung bzw. des psychodynamischen Prozesses. Workshopteilnehmer mit psychoanalytischem Hintergrund beschreiben immer wieder, dass die psychodynamische Themenabfolge bei der Energetischen Psychologie vor allem bei der PEP genau der Abfolge in den Psychoanalysen entspricht, allerdings erfolgt sie bei der Energetischen Psychologie innerhalb von Sekunden bis Minuten, während dies in der Psychoanalyse Wochen bis Monate (bis Jahre) benötigt.

3.4 Standardisierte Protokolle

Man kann fünf Herangehensweisen beschreiben, die jeweils auf unterschiedliche Weise die Stimulation der Akupunkturpunkte und die Integration dysfunktionaler Persönlichkeitsanteile zur Behandlung der dysfunktionalen Emotionen nutzen; dabei gibt es drei mehr oder weniger standardisierte Protokolle (TFT, EFT, NAEM):

1. das symptomorientierte Beklopfen bestimmter Akupunkturpunkte: Thought Field Therapy (TFT)
2. die Beklopfung aller Meridiane, meist an ihren Anfangs- oder Endpunkten: Emotional Freedom Techniques (EFT)
3. die Beklopfung an nur vier Punkten der beiden Sammelgefäße: Negative Affect Erasing Method (NAEM)
4. die differenzierte und technisch aufwendige diagnostische Ermittlung der betroffenen Meridiane, Behandlungspunkte und Glaubenssätze mittels Muskeltest: Energy Diagnostic and Treatment Methods (EDxTM)
5. die primär auf den psychotherapeutischen Prozess fokussierte Prozessorientierte Energetische Psychologie (PEP), bei der ähnlich wie beim EFT alle Meridiane (jedoch in einer anderen Reihenfolge, siehe S. 95) beklopft werden, wobei die Aufmerksamkeit des Klienten auf die spontane Veränderung seiner somatischen Marker bzw. interner Prozesse gerichtet ist (gleichzeitig Introspektions- und Intuitionsschulung).

Der technisch aufwendigste Ansatz sind vermutlich die EDxTM, bei denen bei jedem Klienten und jedem neuen Thema die betreffenden Meridiane und bestwirksamen Behandlungspunkte durch Muskeltest ermittelt werden (siehe S. 32). Psychotherapeutisch am kompatibelsten ist die prozessorientierte Anwendung der EP-Techniken in der PEP (S. 95). Diese habe ich ja quasi unter der *Supervision* von Hunderten erfahrener Psychotherapeuten in meinen Fortbildungskursen entwickelt – die anderen Methoden erschienen den meisten Teilnehmern als zu technisch oder lassen sich nicht gut in die psychotherapeutische Arbeit integrieren bzw. berücksichtigen häufig zu wenig den aktuellen psychotherapeutischen Prozess.

3.4.1 Thougt Field Therapy (TFT)

Callahan nutzte zunächst den Muskeltest, um die zu behandelnden Punkte direkt am Klienten herausfinden.[30] Auf Grund der Erfahrung Tausender von Behandlungen kam er zu der Meinung, dass je nach Symptom unabhängig vom Klienten immer wieder die gleichen Akupunkturpunkte in einer vorgeschriebenen Reihenfolge behandelt werden müssten.[31] Er entwickelte somit für Dutzende von Symptomen entsprechende Klopfalgorithmen und war der Meinung, dass die genaue Anwendung dieser Klopfabfolgen bei der Behandlung wichtig sei. Die gleiche Grundhaltung vertreten Lambrou und Pratt[32], die ihre Technik, die auf der TFT basiert, *Emotionales Selbstmanagement* genannt haben und die auch der Auffassung sind, dass jedes emotionale Problem mit unterschiedlichen Klopfabfolgen behandelt werden müsse. Auch Gallo, der ja ein Schüler Callahans ist, und Vincenzi[33] beschreiben in ihrem Selbstbehandlungsbuch unterschiedliche Klopfabfolgen für unterschiedliche Symptome, stehen somit also auch in der Tradition von Callahan. Natürlich haben alle Genannten andere Klopfabfolgen und unterschiedliche Akupunkturpunkte gefunden, die sich angeblich als am wirksamsten herausgestellt haben. Alldem zu Grunde liegt die Hypothese, dass zu jedem Meridian jeweils unterschiedliche Gefühlszustände gehören, diese also durch Beklopfen dieser Meridiane auch behandelt werden können.

3.4.2 Emotional Freedom Techniques (EFT)

Gary Craig, ein Schüler Callahans, der – als Ingenieur und Coach, also nicht aus der Psychologie oder Medizin kommend – vielleicht den Vorteil hatte, dass sein Denken eher phänomenologisch und ergebnisorientiert und nicht so sehr von medizinischen Erklärungen zu beeindrucken war, kam auf die Idee, einfach alle Meridiane durchzuklopfen, während der Klient nicht nur an das Problem denken, sondern dieses auch laut aussprechen sollte. Nach ihm gibt es also nur *eine* Klopfsequenz für *alle* Arten von Symptomen und Problemen. Ursprünglich wurden bei der EFT-Anwendung zwölf bis 14 Punkte in einer festgelegten Reihenfolge beklopft. In neueren Veröffentlichungen[34] werden jedoch oft auch die meisten Handpunkte weggelassen, also primär die Punkte an Kopf und Rumpf genutzt. Das laute Aussprechen soll dazu führen, dass man mit dem Problem in Kontakt bleibt,[35] während man sich beklopft. Ansonsten ist der Ablauf der EFT-Anwendung sehr standardisiert, was sie als Selbstbehandlungstechnik gut nutzbar macht.[36]

Ein Ehepaar erlebte an Weihnachten 2004 auf Sri Lanka den Tsunami und kam, vom Hausarzt geschickt, in der zweiten Januarhälfte 2005 in die ambulante Behandlung. Die Klientin war sehr aufgelöst und weinte bereits, nachdem sie Platz genommen hatten, ihr Ehemann wirkte eher wie versteinert, unsicher und unlebendig. Ich forderte sofort beide auf, verschiedene Akupunkturpunkte nacheinander zu beklopfen und innerlich bei dem Tsunami zu bleiben. Nach wenigen Minuten beruhigte sich die Klientin und konnte von der ersten Flutwelle erzählen. Sie konnte nun minutiöse Details schildern, wie z. B. dass man am Vorabend noch darüber gesprochen habe, dass es in der Gegend ja bisweilen Tsunamis gebe und dass sie anders als an den anderen Tagen morgens nicht zum Strand gegangen sei, was ihr das Leben gerettet habe. Auch waren sie zunächst im Erdgeschoss einquartiert worden und hatten wenige Tage zuvor nur auf Drängen ein Zimmer im ersten Stock erhalten, was, nachträglich betrachtet, dazu geführt hatte, dass alle ihre Sachen verschont geblieben sind. Während des Erzählens kam bei der Klientin eine neue *emotionale Welle,* und das Paar klopfte weiter, während es innerlich bei dem Erleben blieb. Nach wenigen Minuten beruhigte sich die Klientin wieder und erzählte, dass ihr die Bilder der zweiten Flutwelle gekommen seien, was bei ihr zu einer aktuellen Zunahme der emotionalen Belastung geführt hatte. Als in ihrem Nacherleben die dritte Flutwelle anrollte, sei ihr plötzlich in den Kopf gekommen, dass sie als junge Frau einmal geträumt habe, in einer großen Welle umzukommen. Diese Erinnerungssequenz führte nochmals zu einer starken emotionalen Entladung. Die beiden klopften wieder Akupunkturpunkte sämtlicher Meridiane durch (EFT) und blieben innerlich auf das Erlebte konzentriert. Auf das Aussprechen des Problems wurde auf Grund der bereits hohen Affektmobilisierung verzichtet. Nach und nach tauchten während des Klopfens alle möglichen stressinduzierenden Sinneseindrücke aus dem damaligen Erleben auf und verschwanden wieder. Am Ende der Stunde hatten beide insgesamt sicherlich 20 bis 30 Minuten lang geklopft, und es ging ihnen sichtlich besser. Zum Folgetermin in der darauffolgenden Woche kam ein völlig entspanntes Ehepaar zur Tür herein und erzählte, dass sie am Wochenende viel geklopft hätten und erstmals Freunden wirklich von ihrem Erleben hätten erzählen können. Dies sei vor der Behandlung überhaupt nicht möglich gewesen, da sie immer wieder (ausgelöst durch die Erinnerungen) hätten weinen müssen. Es seien zwar noch wilde Träume aufgetreten, aber keine Albträume mehr. Sehr interessant war auch, dass der Ehemann seit dem Tsunami unter Hörstörungen gelitten habe und direkt nach Verlassen der

Praxis wieder normal habe hören können. Sie sagten beim zweiten Termin über sich selbst: „Jetzt fühlen wir uns wieder lebendig." Eine telefonische Nachbefragung zwei Monate nach der Behandlung und ein katamnestisches Gespräch ca. drei Jahre danach ergab, dass das Behandlungsergebnis stabil geblieben und keinerlei Symptomatik im Sinne von PTSD (Posttraumatic Stress Disorder) vorhanden war.

3.4.3 Negative Affect Erasing Method (NAEM)

Auch Gallo hat mit NAEM eine sehr vereinfachte Behandlungsabfolge entwickelt, mit der Probleme und Symptome jeglicher Art mit ein und derselben Klopfabfolge behandelt werden können. Es werden nacheinander nur vier Punkte geklopft. Es handelt sich um die vier Punkte, mit denen man auch positive Affirmationen stärken kann (siehe Abbildung S. 91). Er selbst schreibt, dass es keine spezifische Theorie für die Wirksamkeit dieser vereinfachten Klopfabfolge gebe.[37] Da die Punkte sich alle auf den beiden Sammelgefäßen (Gouverneursgefäß und Zentralgefäß) befinden und diese mit allen zwölf Meridianen in Verbindung stehen, dürfen die Punkte über diese Verbindung einen Einfluss auf alle Meridiane haben.

Eine Schülerin stand kurz vor dem Abitur und konnte sich nicht richtig aufs Lernen konzentrieren. Sie hatte wenige Monate zuvor einen Fahrradunfall gehabt, und obwohl ihr eigentlich nicht viel passiert war, musste sie immer wieder an den Unfall denken und litt unter Flashbacks. Wegen der zunehmenden Anspannung durch die nahenden Abiturprüfungen war sie nicht mehr dazu in der Lage, mit dem Fahrrad zur Schule zu fahren, was ihr zusätzlichen Stress bereitete. In der Behandlung fokussierte sie auf den Unfall, was noch einen Belastung auf der subjektiven Stressskala (SUD) von 8 verursachte. Vor allem die Situation, als sie hinfiel, verursachte sehr unangenehme Gefühle von Panik und Hilflosigkeit. Sie klopfte, während sie aufgefordert wurde, weiterhin an den Unfall zu denken, fortlaufend die vier Punkte der Mittellinientechnik NAEM (S. 91) im Wechsel mit der Zwischenentspannung, der 9-G-Übung (Sandwichtechnik, S. 83). Nach mehreren Durchläufen reduzierte sich ihr Stresslevel auf unter 2. Nach der Abschlussentspannung (S. 86) war kein subjektiver Stress mehr vorhanden, und auch eine provokative Aufforderung, sich doch noch mal genau vorzustellen, wie sie vom Fahrrad gestürzt sei, führte nicht zu einer Zunahme der Belastung. Den zweiten Termin sagte die Schülerin ab, da sie nun wieder Fahrrad fahren konnte und auch ihre Konzentrationsstörungen verschwunden waren.

3.5 Differenzierte Diagnostik mittels Muskeltest und Behandlung individuell gefundener Behandlungspunkte

Gallo geht in seiner differenzierten Technik (EDxTM) im Grunde so vor, wie Callahan es bereits Mitte der 80er Jahre beschrieben hat.[38] Mittels Muskeltest wird untersucht, ob das subjektiv als belastend geschilderte *Thema* den Klienten auch *körperlich* so sehr stresst, dass ein isolierter und für den Muskeltest ausgesuchter Muskel seine physiologische Regulationsfähigkeit in dem Moment, in dem an das Thema gedacht wird, verliert und bei Gegendruck *abschaltet*.

Callahan nutzte den Muskeltest zudem, um unbewusste Widerstände gegen das Therapieziel zu diagnostizieren, die er als *psychische Umkehrung* beschrieb. Er berichtete z. B. von der Beobachtung einer psychischen Umkehrung bei einer übergewichtigen Patientin, die seit Jahren erfolglos immer wieder abzunehmen versucht hatte.[39] Er wandte das Muskeltestverfahren an, indem er sie ihren linken Arm horizontal ausstrecken ließ und die Stärke ihres Deltamuskels (das ist der Armheber; der Muskel, der das Schultergelenk umhüllt) dadurch testete, dass er ihren Arm nach unten drückte, während sie versuchte, seinem Druck Widerstand entgegenzusetzen. Zunächst konnte sie seinem Druck widerstehen, der Muskel testete *stark*, der Arm ließ sich also nicht runterdrücken. Dann forderte er sie auf, sich vorzustellen, sie sei so dünn, wie sie es gerne sein wollte. Anstatt stark zu testen, wie man bei diesem Bild, das ihr *bewusst* so sehr gefiel, erwarten würde, testete der Muskel nun jedoch *schwach*. Ähnliche Ergebnisse gab es, als sie aussprach, sie wolle *dünn* sein. Ihr Muskel testete wieder schwach. Als Callahan sie sagen ließ, sie wolle zunehmen, blieb der Muskel beim Testen stark. Das Zielbild, nämlich schlank zu sein, stresste sie also unbewusst.

3.5.1 Funktionsweise des Muskeltests

Der aus der Applied Kinesiology[40] kommende Muskeltest ist also eine Prüfung der physiologischen Funktion der neuromuskulären Rückkoppelung bzw. der Adaptationsfähigkeit des neuromuskulären Systems. Es wird untersucht, wie sich der isolierte Muskel an den sich verändernden Testdruck des Untersuchers anpasst. Dies erfordert eine effektive Funktion des Gammamotorneuronensystems, welches die neuromuskuläre Spindelzelle kontrolliert, und eine angemessene Funktion der Afferenz, also der zum zentralen Nervensystem hinziehenden neuronalen Verschaltung. Beim Muskeltest wird untersucht, ob sich der Muskel des Klienten an den zunehmenden Testdruck des Untersuchers anpassen kann. Es wird also nicht die absolute Muskelstärke getestet.

Der Muskeltest zeigt an, ob ein zuvor ausgesprochener Satz oder eine Vorstellung bzw. Wahrnehmung des Klienten das neuronale Stressanpassungssystem stört oder nicht. Der Muskeltest kann auch als eine Art Biofeedback-Test verstanden werden.

In der Applied Kinesiology wird hinsichtlich des zu testenden Themas von Challenge (engl. Herausforderung) gesprochen.

„Unter Challenge versteht man in der Applied Kinesiology jede diagnostische Provokation von Rezeptoren oder zentralnervösen Zentren, mit der der Patient konfrontiert wird.

Ein oder mehrere Muskeln werden vor (‚in the clear') und während bzw. kurz nach der diagnostischen Provokation getestet, und mögliche Muskelreaktionsänderungen werden registriert."[41]

Wenn der zuvor ausgesprochene Testsatz nicht stimmig oder wenn er inkongruent ist, dann setzt er den Betreffenden unter subtilen Stress, und der Muskel *schaltet* unter langsam ansteigendem Gegendruck *ab*. Ist der Satz stimmig bzw. kongruent und verursacht somit keinen subtilen Stress, so bleibt der Muskel *angeschaltet,* gesetzt den Fall, dass der Muskeltest richtig durchgeführt wird. Es handelt sich um einen Test, der also auf subtilen physiologischen Stress reagiert. Der Muskeltest ist, mit anderen Worten, ein Messinstrument für die Funktionsfähigkeit des neuronalen Feintunings. Er führt auch zu einer erweiterten Erfahrung, nämlich der, wie z. B. subliminale, also latent bewusste, vorbewusste oder unbewusste Kognitionen und Beziehungsmuster zu körperlichem Stress führen bzw. als Heilungsblockaden fungieren können.

Viele Psychotherapeuten mögen das Muskeltesten nicht. Das Muskeltesten ist für den Anfänger eine eher komplizierte Angelegenheit, bei der der Tester im Grunde nie genau weiß, ob er gerade das testet, was er zu testen glaubt. Je nachdem, worauf der Klient gerade fokussiert ist, testet der Muskel auf diesen Stimulus stark oder schwach. Hat der Klient eine Wirbelblockade oder eine funktionelle Störung des zum betreffenden Muskel gehörenden Organs, so kann der Muskel auch *deshalb* abschalten. Ein kurz zuvor ausgesprochener Satz wäre insofern gegebenenfalls falsch positiv schwach. Diese Schwächung wäre somit in diesem Fall ein Hinweis auf eine Organstörung oder z. B. eine Subluxation eines Gelenkes und kein Hinweis auf einen inkongruenten Testsatz. Der Muskel schaltet in dem Fall ab, da das jeweilige Organ bzw. Gelenk in Verbindung mit dem betreffenden Meridian steht. In den meisten Fällen ist die Aussagekraft des Muskeltests jedoch klar, gesetzt den Fall, man wendet den Test richtig an. Hierbei ist es für den Klienten und den Therapeuten von großer Wichtigkeit, *absichtsfrei* und *neugierig* zu sein, da es sonst auch zu Fehltestungen auf Grund von sozusagen *projektiven Manipulationen* kommen könnte.

Auch sollte der Test vom Klienten gestartet werden, dass heißt, der Klient beginnt mit der Bewegung, und der Tester drückt erst dann gegen den sich langsam aufbauenden Muskeldruck des Klienten an. Die meisten Anwender im Bereiche der Energetischen Psychologie beginnen nämlich selbst mit dem Drücken und zwingen den Klienten dadurch in die Defensive, was zu falschen Testergebnissen führen kann. Beim Klienten sollte es im Übrigen zu einer maximalen Kontraktion des betreffenden Muskels kommen.[42] Muskeltests, bei denen nur leicht gedrückt wird, haben eine wesentlich höhere Fehlerquote und sind anfälliger für *projektive Manipulationen* seitens der Therapeuten, wenn diese eigene Themen (wie z. B. Allmachtsfantasien) nicht hinreichend bearbeitet bzw. die eine mögliche Gegenübertragung nicht reflektiert haben. Außerdem ist es beim psychotherapeutischen Arbeiten im Sinne einer Prozesstransparenz wichtig, dass die Klienten sehr genau mitbekommen, ob der betreffende Muskel wirklich schwach war oder nicht. Einen zuvor wirklich starken Muskel nach dem Aussprechen eines bestimmten Testsatzes nicht mehr halten zu können hat eine hohe Überzeugungskraft und stellt somit eine Form von *erlebter Erkenntnis* dar.

3.5.2 Testung der betroffenen Meridiane

Bei Gallos EDxTM-Technik werden bei jedem Klienten und jedem neuen Behandlungsfokus mittels Muskeltest die betroffenen Meridiane und bestwirksamen Behandlungspunkte (also Akupunkturpunkte) getestet. Wenngleich dies ein sehr exaktes Vorgehen darstellt, ist es doch außerordentlich technikorientiert. Es ergeben sich daraus jedoch Hinweise, dass es keineswegs völlig egal zu sein scheint, auf welchen Punkten geklopft wird.

3.5.3 Gefahren des Muskeltests

In der deutschen Applied Kinesiology wird als Qualitätsstandard formuliert, dass die Informationen, die mittels Muskeltest gewonnen werden, sich mindestens auf Grund eines weiteren diagnostischen Verfahrens bestätigen lassen sollten. D. h. für den medizinisch-organischen Bereich, dass z. B. ein Störfeld in den Zähnen etwa mittels Röntgenaufnahme weiter untersucht werden muss. Sollte sich bei dem zweiten diagnostischen Verfahren (hier der Röntgenaufnahme) eine Entzündung oder ein degenerativer Prozess zeigen, hat der Muskeltest als richtungweisender Vortest seinen Zweck erfüllt. Was nicht seriös ist, jedoch von einigen sogenannten Kinesiologen praktiziert wird, ist, einen lediglich mittels Muskeltest gewonnenen Befund als wahres Abbild des körperlichen Zustands zu werten und z. B. dem Klienten zu empfehlen, sich die betroffenen Zähne ziehen zu lassen. Leider gibt es Dutzende von Patienten, denen so auf Grund der unseriösen und leichtfertigen Anwendung und Interpretation eines Muskeltests alle Zähne gezogen worden sind. Auch die Tatsache, dass die *Behandler* vorher mittels Muskeltest sich vom Körper haben bestätigen lassen, dass es sich beim Zähneziehen um die *richtige* Maßnahme handelt, macht die Angelegenheit nicht seriöser. Hierbei handelt es sich nicht mehr um einen Kunstfehler, sondern um fahrlässige Körperverletzung.

3.5.4 Testung mutmaßlicher Wurzeln des Problems

In psychotherapeutischen Settings wird von einigen kinesiologischen, energetischen und psychokinesiologischen Behandlern der Muskeltest dazu genutzt, den Ursprung des aktuellen Symptoms bzw. des Problems aufzufinden. Sie stellen Fragen (angeblich an das Unbewusste des Körpers) zum Entstehungszeitpunkt und zu Entstehungsbedingungen des aktuellen Problems. Dabei kommt es zu Antworten wie z. B. „Der Ursprung dieses Problems liegt im dritten Lebensjahr" oder „Dem aktuellen Problem liegt ein sexueller Missbrauch zu Grunde" oder „Es ist mein Vater, der mich missbraucht hat". Viele Untersucher scheuen sich auch nicht, Fragen zu mutmaßlichen ehemaligen Leben zu stellen, und es kommen bei einigen Anwendern mit erstaunlicher Regelmäßigkeit Dinge zu Tage, die sich weder verifizieren noch falsifizieren lassen, so z. B. „Ich bin in einem früheren Leben als Hexe verbrannt worden" oder ähnlich suspekte Informationen.

Interessanterweise wird die Aussage „Ich habe es nicht verdient, mein Symptom zu überwinden“ als dysfunktionale *Kognition* (also als sogenannte psychische Umkehrung) interpretiert. Die Aussage „Ich bin von meinem Vater missbraucht worden“ wird jedoch als tieferes Körperwissen und Wahrheit interpretiert und gerade nicht als dysfunktionale Kognition. Hier wird deutlich, wie wenig systematisiert und wie wenig methodenkritisch, ja geradezu naiv-gläubig der Muskeltest im Bereich der Kinesiologie und Energetischen Psychologie von vielen (auch anerkannten) Anwendern und Ausbildern angewandt wird. Der Muskeltest kann natürlich nur testen, ob sich eine Aussage kongruent *anfühlt* oder nicht. Da der Muskeltest jedoch eine gewisse Störanfälligkeit hat, ist es bedenklich, ihn als Wahrheitsfindungsinstrument zu verstehen.

Bei einer Interrater-Reliabilität von 78 % (siehe S. 42) hieße dies, dass bei Fragen zum Ursprung eines Problems jede vierte Frage bzw. jeder vierte Fragende mittels Muskeltest falsche Informationen zu Tage fördert. Untersucht man mittels Muskeltest, ob mögliche psychische Umkehrungen oder dysfunktionale Glaubenssätze vorhanden sind, dann besteht ja direkt die Möglichkeit, diese Glaubenssätze durch ein therapeutisches Gespräch auf ihren Wahrheitsgehalt hin zu überprüfen. Der Muskeltest kann auch als Hypothesenprovokationstest verstanden werden. Unbewusste, vorbewusste und auch bewusste Überzeugungen hinsichtlich des therapeutischen *Ziels* können getestet werden und stellen im therapeutischen Gespräch eine Erweiterung des Möglichkeitskontextes dar. Mögliche „falsche Ergebnisse“ hätten dann zumindest nicht so große gravierenden Auswirkungen, da man sich bewusst gegen das Testergebnis entscheiden könnte, wenn es einem suspekt vorkommen sollte, oder da man die getestete Kognition als Blockade verstehen und sie mittels Integrationsübung behandeln kann. Wichtig hierbei ist, dass der Klient die Freiheit hat zu entscheiden, ob er das Ergebnis des Muskeltests annehmen möchte oder nicht. Wenn Fragen zum Ursprung des Symptoms gestellt werden, können die Antworten jedoch weder verifiziert noch falsifiziert werden. Deshalb verbietet es sich m. E. in einer seriösen Psychotherapie, den Muskeltest als *Wahrheits*findungsinstrument einzusetzen.

3.5.5 Testung dysfunktionaler Kognitionen bzw. Glaubenssätze bzw. Beziehungsmuster bezüglich des konkreten Symptoms und hinsichtlich des ganzen Lebens

Der Muskeltest lässt sich jedoch ohne größere Gefahren als Feedback-Test für subliminale Blockaden nutzen. Diese wurden weiter oben bereits als psychische Umkehrung formuliert. Man kann den Klienten also sogenannte diagnostische Testsätze aussprechen lassen, die auf eine mögliche subliminale Blockade in Form aktueller dysfunktionaler Kognitionen, Lösungsblockaden oder Beziehungsmuster hinweisen können. Anhand dieser Testsätze kann man im Sinne Gregory Batesons[43] auch eine ökologische Überprüfung, einen sogenannten *Öko-Check,* hinsichtlich der Lösung durchführen. Dieser Öko-Check dient als Instrument zur Prüfung auf individuelle, soziale und systemische Verträglichkeit (Verträglichkeit mit der Umwelt des Klienten). Dabei wird getestet, ob die geplanten Veränderungen mit der Werteordnung des Klienten und der seines sozialen Umfelds übereinstimmen. Natürlich ergibt die Testung auch, ob diese Werteordnung an sich auf Grund dysfunktionaler Kognitionen sozusagen korrumpiert ist. Solche Testsätze könnten bezüglich des vorhandenen Symptoms formuliert werden und würden dann z. B. lauten:

- Ich habe es verdient, meine Angst zu überwinden.
- Es ist mir erlaubt, meine Angst zu überwinden.
- Es bleibt sicher für mich, auch wenn ich meine Angst überwinde.
- Ich habe alles, was ich brauche, um meine Angst zu überwinden.
- Es wird mir etwas Wesentliches fehlen, wenn ich meine Angst überwinde.
- Ich werde meine Identität verlieren, wenn ich meine Angst überwinde.
- Ich bin selbst schuld, dass ich das Problem noch nicht überwunden habe.
- Etc.

Eine Sonderform der inneren Blockaden stellt die sogenannte *massive psychische Umkehrung*[44] dar. Bei ihr soll, so Callahan, die gesamte Körperpolarität verdreht sein. Aus psychologischer Sicht kann man sagen, dass bei Vorhandensein einer massiven psychischen Umkehrung der Klient mehrere Baustellen im Leben hat (z. B. emotionalen Stress, Ärger am Arbeitsplatz, Unzufriedenheit mit der Beziehung und mit dem eigenen Körper, körperliche Probleme etc.). Strukturell gestörte Klienten sollen laut Gallo[45] zu einem hohen Prozentsatz eine massive psychische Umkehrung aufweisen. Allerdings heißt dies nicht, dass eine massive psychische Umkehrung in jedem Fall auf eine strukturelle Störung hinweist.

Die massive psychische Umkehrung wird bezüglich eines glücklichen Lebens oder bezüglich allgemeiner Gesundheit getestet:

- Meine Eltern erlauben mir, dass ich ein glückliches Leben lebe/gesund bin.
- Ich möchte ein glückliches Leben leben/gesund sein.
- Ich habe es verdient, ein glückliches Leben zu leben/gesund zu sein.
- Ich habe alles, was ich brauche, um ein glückliches Leben zu leben/gesund zu sein.
- Ich behalte/verliere meine Identität, wenn ich ein glückliches Leben lebe/gesund bin.
- Etc.

Völlig klar muss natürlich auch hierbei sein, dass die muskuläre Reaktion auf diese Sätze nicht beweist, wie es wirklich ist. Sie ist auch kein Beweis dafür, wie das sogenannte weise oder wissende Unbewusste des Klienten die Sache sieht, sondern, ganz säkularisiert formuliert, zeigt lediglich an, wie das neuronale Feintuning in dem Moment auf den Testsatz reagiert, also ob der Körper durch das Aussprechen des Satzes eine latente Stressreaktion erlebt oder nicht, der Satz mithin als kongruent oder inkongruent erlebt wird. Dies kann allerdings tatsächlich bedeuten, dass es einen Hinweis auf einen unbewussten Konflikt gibt bzw. dass eine subliminale dysfunktionale Kognition entlarvt wurde. Man sollte jedoch diese Information mit einer kritischen Distanz nutzen. Ganz nach dem Motto: „Es kann gegebenenfalls sein, dass Ihr Unbewusstes bzw. ein Teil von Ihnen dieser Meinung ist bzw. dass es eine subliminale Blockade gibt, die der Erreichung Ihres Zieles im Wege steht." Noch eleganter erscheint es, den Klienten zu fragen, welche Ideen und Fantasien er bezüglich des jeweiligen Testergebnisses hat. Sollte bei der Testung von Glaubenssätzen ein falsch positives Ergebnis entstehen, dürfte das zumindest keine Schäden auf Seiten des Klienten verursachen.

Es empfiehlt sich natürlich auch hier, ein zweites diagnostisches Verfahren zur Überprüfung bzw. Bestätigung des Muskeltests anzuwenden. Man könnte z. B. den Klienten bitten, in sich hineinzuspüren, ob sich der ausgesprochene Testsatz für ihn stimmig oder nichtstimmig anfühlt. Da das Ergebnis des Muskeltests nicht als stabile Wahrheit des Körpers, sondern allerhöchstens als Momentaufnahme gewertet werden kann, erscheint ein solches Vorgehen vertretbar. Zumal die Konsequenz der positiv diagnostizierten Testsätze lediglich ist, dass eine selbstannehmende Affirmation laut ausgesprochen wird. Auf den Testsatz: „Ich habe es nicht verdient, meine Angst zu überwinden", wird folgender Behandlungssatz formuliert: „Auch wenn ich es nicht verdient haben sollte, meine Angst zu überwinden, liebe und akzeptiere ich mich so, wie ich bin." In der Praxis sind mir bei derlei Nutzung des Muskeltests keinerlei Probleme begegnet oder zu Ohren gekommen, wie sie bei seinem Einsatz zur Ursprungsdiagnostik und zur Wahrheitsfindung jedoch immer wieder auftreten können.

Aus psychotherapeutischer Sicht erscheint jedoch der lediglich binäre (also Ja-/Nein-)Antworten produzierende Muskeltest als eingeschränkt im Vergleich zum intuitiven Kognitions-Kongruenz-Provokationstest, wie er in der PEP genutzt wird (siehe ab S. 95).

Wenn der Muskel im Muskeltest beim Denken an das Problem nicht schwach testet, so liegt höchstwahrscheinlich bezüglich des Themas eine sogenannte psychische Umkehrung vor.

Welche Rolle der Muskeltest auch im Bereich Spitzensport haben kann, berichtet Britta Steffen, die Weltrekordlerin über 100 m Freistil, wenn sie über Sportcoaching bei ihrer Mentaltrainerin Friederike Janofske sagt:

> „Wir haben diesen Muskeltest[46] gemacht, der mit Gegendruck am ausgestreckten Arm funktioniert. Wenn man Ja sagt und überzeugt von etwas ist, hält man dem Druck stand. Wenn nicht, geht der Arm runter. Es ging um die Frage: Traue ich mir einen Sieg bei der EM zu? Ich habe geantwortet: Ja, ich will gewinnen – aber innerlich habe ich es mir eben nicht zugetraut. Da habe ich eher so gefühlt: Wer bist du denn schon? Prompt ging der Arm runter. Dann hat mich Frau Janofske gefragt: Warum willst du nicht gewinnen? Meine Antwort kam ganz unbewusst

und spontan: Weil die anderen dann verlieren. Eigentlich würde ich sagen: Schwachsinn! Aber das war tatsächlich ein Problem für mich. Das haben wir dann umgepolt. Ich musste erst lernen, gewinnen zu wollen."[47]

In dem Beispiel der Schwimmerin Britta Steffen wird deutlich, dass der Muskeltest sich auch dazu nutzen lässt, zielblockierende vor- oder unbewusste Einstellungen an die Oberfläche zu befördern. Wenn sie einmal bewusstgemacht sind, kann man natürlich wieder auf unterschiedlichste Weise an dem Thema weiterarbeiten. Also nicht nur in der Psychotherapie lassen sich das Klopfen und der Muskeltest nutzen. Im Hochleistungsbereich kann man immer wieder Blockaden antreffen, die einer wirklichen Spitzenleistung im Wege stehen.

Deshalb wird der Muskeltest von manchen Coachs als bereicherndes Tool im Coaching erlebt. Allerdings fördert der intuitive Kognitions-Kongruenz-Provokationstest aus der PEP auch im Coachingbereich wesentlich vielschichtigere Ergebnisse zutage als der binäre Muskeltest und wird deshalb häufig von erfahrenen Coachs und Therapeuten bevorzugt. An dem Beispiel von Britta Steffen und ihrer Coach ist auch zu erkennen, dass Klienten und Therapeuten das Ergebnis des Tests immer wieder fehlinterpretieren. So fragte ja in dem Beispiel die Coach, warum Britta Steffen nicht gewinnen *wolle*, obwohl diese ja am Anfang der Fallgeschichte mit den Worten „Ja, ich *will* gewinnen" zitiert wird (Hervorhebung M. B.). Klienten und Therapeuten bzw. Coachs neigen immer wieder dazu, das Ergebnis des Muskeltests als eigentliche oder tiefere Wahrheit zu interpretieren. Dies jedoch könnte fatale Auswirkungen im Sinne einer latenten Implementierung von Glaubenssätzen haben. Viel spannender ist es, den Sportler oder Klienten einen der bekannten Testsätze aussprechen zu lassen und ihn dann zu bitten, in sich hineinzuspüren, ob der Testsatz als kongruent oder inkongruent erlebt wird (siehe auch Bohne 2010a, S. 65). Bei inkongruenten Testsätzen bekommen Klienten Stresssymptome oder berichten einfach, dass der Satz sich nicht stimmig anfühle (Muskel würde abschalten), während sie bei kongruenten Sätzen berichten, dass der Satz sich stimmig, ja bisweilen sogar kraftvoll anfühlt (Muskel würde angeschaltet bleiben).

Wenn Therapeuten dennoch mittels Muskeltest auf Ursprungssuche gehen wollen, so sollten sie dem Klienten ganz transparent und klarmachen, dass lediglich getestet werde, wie der Körper auf den Testsatz reagiert. Der Körper kann also der subjektiven (und somit auch trügerischen) Auffassung sein, dass etwas so oder so war. Wenn sich für eine diagnostische Information, die mittels Muskeltest gewonnen wurde, keine anderen Hinweise ergeben (konkrete Erinnerungen, anamnestische und fremdanamnestische Informationen, andere Informationen), kann das Ergebnis des Muskeltests lediglich als sehr vager Hinweis gewertet werden.

3.5.6 Grenzen des Muskeltests

Der Muskeltest kann also lediglich einen Hinweis geben, ob der Inhalt des zuvor ausgesprochenen Satzes vom Körper des Klienten als latenter Stress bzw. als kongruent oder nicht erlebt wird. D. h., er kann bei vielen (heißen) Themen durchaus stimmig anschlagen. Es bleibt jedoch eine gewisse Fehlerwahrscheinlichkeit übrig, man kann also nicht unbedingt präzise ermitteln, in welcher konkreten Form das Thema relevant ist. Denn der Muskeltest kann natürlich auch falsch positive und falsch negative Ergebnisse bringen. Emotionen und Gedanken können aus Sicht der Applied Kinesiology das elektromagnetische Feld einer Person beeinflussen, und zwar nicht nur ihr eigenes, sondern auch das ihres Gegenübers. So kann es auch dazu kommen, dass ein Untersucher, der sich nicht über die Auswirkungen seiner eigenen Vorannahmen auf den Muskeltest klar ist (s. o.), den Test durch seine Gedanken und Projektionen unkontrolliert beeinflussen kann.[48] Auch variiert der manuelle Muskeltest, je nachdem, wer den Test durchführt. Garten[49] beschreibt, dass es mittlerweile Ergebnisse in Bezug auf eine seiner Auffassung nach „gute Inter-Untersucher-Reliabilität" gebe. Er zitiert eine Untersuchung, in der eine Übereinstimmung von 78,2 % zwischen zwei ausgebildeten Muskeltestern, die unabhängig voneinander Befunde erhoben haben, gefunden wurde. Hierbei handelte es sich um in der Applied Kinesiology gut ausgebildete Therapeuten, die eine sehr differenzierte Form des Muskeltestens nutzten. Im psychotherapeutischen und kinesiologischen Bereich wird der Muskeltest häufig undifferenziert oder falsch angewandt. Es wird häufig viel zu wenig berücksichtigt, welche körperlichen Störfelder den Test beeinflussen könnten. Auch wird von vielen Anwendern nicht hinreichend reflektiert, dass eigene ungeklärte Themen und Vorannahmen das Ergebnis des Muskeltests beeinflussen könnten.

So hat es mich in einem Workshop bei einer amerikanischen Therapeutin nicht überrascht, dass für diese immer wieder ein sexueller Missbrauch in der Vorgeschichte der von ihr in den Demonstrationen behandelten und getesteten Workshopteilnehmern „herauskam". Einige anwesende fachkundige Beobachter konnten sich nicht des Eindrucks erwehren, dass es sich dabei um das noch nicht ganz bearbeitete eigene Thema der Therapeutin handelte. Bei mir, der ich von Anfang an kritisch ihrem Ansatz gegenüberstand, versuchte sie bei einer Demonstration, einen schwachen Muskeltest dadurch zu erzielen, dass sie beim von ihr erwarteten schwachen Testergebnis stärker drückte als beim ersten, stark reagierenden Test. Hier wird deutlich, welche Gefahr eine Überhöhung des Muskeltests bedeutet. Nicht wenige Anwender (so auch diese Therapeutin) meinen, mit dem Muskeltest einen unfehlbaren und zweifelsfreien Zugang zum Unbewussten ihrer Klienten zu haben, sind kindlich gläubig bezüglich der Testergebnisse und reflektieren ihre eigene (auch unbewusste) Einflussnahme nicht. Im Extremfall handelt es sich um eine Form von Missbrauch einer Deutungsmacht.

Bei solchermaßen unseriösen Anwendern dürfte die Inter-Untersucher-Reliabilität natürlich weit schlechter sein. Testtheoretisch gesehen, ist eine Interrater-Reliabilität von nur knapp über 78 % allerdings eher schlecht, denn dies bedeutet, dass bei jedem vierten Test durch unterschiedliche Tester kein übereinstimmendes Ergebnis erzielt wird.

Der Muskeltest ist also durch vielerlei Einflüsse störbar, so dass er sich m. E. im Rahmen einer seriösen Psychotherapie als *Wahrheitsfindungsinstrument* verbietet. Diamonds Aussage, dass der Körper nicht lüge,[50] greift zu kurz und berücksichtigt die Komplexität neuronaler Erinnerungsverarbeitung in keiner Weise. Zu groß ist die Gefahr eines iatrogen induzierten False Memory Syndrom[51] durch nicht falsifizierbare und nicht verifizierbare Testergebnisse.

Einige Anwender sind der Auffassung, dass der sogenannte O-Ring-Test, also ein Test, bei dem Zeigefinger und Daumen zu einem O verbunden werden, gut untersucht und somit den anderen Muskeltests überlegen sei. So schreibt Besser-Siegmund (2001, S. 131):

„Um im Coachingprozess stets gezielt und punktgenau zu arbeiten, begleiten wir den gesamten Interventionsverlauf noch mit dem Omura-Ringtest. Dies ist ein Muskeltest, welcher genau zeigt, bei welchen inneren Vorstellungen ein Mensch mit körperlichem Stress reagiert. Dieser Test arbeitet nach dem gleichen Prinzip wie ein Lügendetektor. [...] Aus der Kinesiologie kennt man natürlich noch eine Reihe von anderen Muskeltests. Entsprechende Untersuchungen haben gezeigt, dass der Omura-Ringtest als besonders verlässlich eingestuft werden kann."

Leider wird keine Quelle zu den Untersuchungen angegeben. Auch hier wird überdies deutlich, dass das technische Muskeltesten den Coachingprozess und somit die Kommunikation zwischen Coachee und Coach maßgeblich bestimmt. Man bekommt das Gefühl, dass der Muskeltest den Prozess bestimmt und nicht der Klient.

Martin Brunck, Member of the Board of Certified Teachers des International College of Applied Kinesiology (ICAK) und Seminarleiter der Deutschen Ärztegesellschaft für Applied Kinesiology (DÄGAK), einer der erfahrensten Ärzte für Applied Kinesiology in Deutschland, äußert sich wie folgt zum O-Ring-Test (Brunck 2009, persönliche Mitteilung in einer Mail vom 15.10.2009):

> „Der O-Ring-Test ist so, wie er beschrieben wurde, von vielen Einflussfaktoren abhängig. Es handelt sich nicht um den Test eines isolierten Muskels, der in seiner Testposition seinen Agonisten überlegen sein sollte, sondern um einen sog. ‚Gruppentest' verschiedener Muskeln mit allen Unschärfen, die das mit sich bringt.
>
> Die Facilitationsfähigkeit der beteiligten Muskeln ist beim O-Ring-Test z. B. entscheidend von der Flexions- oder Extensionshaltung der Hand abhängig.
>
> Weiterhin ist ein Muskeltest immer ein dynamisches Geschehen. Alle Versuche, den manuellen Muskeltest mit Messmethoden wie z. B. einer Dokumentation der gehaltenen Kilopond (kp) zu belegen, sind gescheitert, was neurologisch durchaus zu erwarten ist. Der Untersucher selbst ist nämlich eine entscheidende Größe im Test, eben weil der manuelle Muskeltest (MMT) dynamisch ist und nicht statisch. Es stimmt natürlich nicht, dass der O-Ring-Test einer der bestuntersuchten Muskeltests ist.
>
> Unsere Erfahrung mit Muskeltests im Bereich der emotionalen Verletzungsmuster ist folgende: Wenn ein belastendes Thema aktiviert wird, kommt es zunächst einmal zu einer Schwäche in einem der Meridiankreisläufe. Da alle Muskeln Verbindungen zu verschiedenen Meridianen haben, kommt es dann zur Dysreaktion der zugeordneten Meridianmuskeln. Wenn ein x-beliebiger Muskel getestet wird und es zu einer Dysreaktion („Schwäche") bei einer bestimmten Aussage des Patienten kommt, gibt es drei Möglichkeiten:

1. Der Muskel entspricht zufällig dem Meridiankreislauf, der bei diesem Patienten durch das Thema geschwächt wird.
2. Der Untersucher manipuliert unbewusst den Test. Jeder erfahrene Tester kann auch willkürlich jedes gewünschte Testergebnis produzieren, jeder unerfahrene Tester kann das Testergebnis natürlich auch manipulieren, ist sich dessen in aller Regel aber nicht bewusst und leitet mitunter (für den Patienten) verhängnisvolle Rückschlüsse aus dem Test ab. Im positiven Fall macht der Untersucher seine eigene gute therapeutische Intuition durch den Test sichtbar.
3. Das Thema ist für den Patienten so katastrophal, dass alle Systeme in die Dysreaktion gehen. Dann steht man bis zu den Hüften mitten im Problem.

Zusammengefasst kann aus meiner Sicht der Test eines einzigen Muskels oder auch ein einzelner Gruppentest (O-Ring-Test) keine valide Abbildung eines so komplexen Geschehens leisten. Man muss in der Lage sein, verschiedene Muskeln isoliert sauber zu testen und mit Ihnen das Meridiansystem zu prüfen.

Dass Uhren und Schmuck den Test stören, kann ich aus über zehn Jahren AK-Praxis nur sehr bedingt bestätigen. Ein Muskeltest ist eine Prüfung des neurologischen Systems, und das entwickelt keine generalisierte Dysfunktion, nur weil der Patient eine Quarzuhr trägt (zumindest nicht bei den Patienten, die ich jeden Tag sehe). Dieses Phänomen wird es vereinzelt mal geben, eine Regel ist dies nicht.

Zu den neurologischen Grundlagen des Muskeltests sei nochmals auf das *Lehrbuch der Applied Kinesiology* von Hans Garten (2004) hingewiesen. Hier finden sich auch alle Literaturstellen zu den manuellen Muskeltests."

Es sei an dieser Stelle darauf hingewiesen, dass die Applied Kinesiology die Mutterdisziplin des Muskeltests ist und auch genau in diesem Feld sicherlich die höchste Kompetenz in puncto Muskeltests vorhanden ist. Es fällt immer wieder auf, dass gerade nichtärztliche Therapeuten eine gewisse naive Faszination und Begeisterung für den Muskeltest und eine nicht minder ausgeprägte Kritiklosigkeit bezüglich seiner Grenzen haben.

Wenn einem der Muskeltest zu schwierig oder zu obskur erscheint, so muss man nicht gleich die ganze Energetische Psychologie über Bord werfen. Man kann die Klopftechniken auch sehr gut ohne Muskeltest nutzen. Mögliche dysfunktionale Glaubenssätze und Selbstsabotagemanöver kann man dann mit anderen Techniken herausfinden.

Wie bereits erwähnt, ist es aus psychotherapeutischer Sicht ohnehin wesentlich interessanter, die gleichwohl spannend bleibenden Testsätze (und darüber hinaus alle Hypothesen, die einem einfallen) in Form eines intuitiven Kognitions-Kongruenz-Provokationstests anzuwenden (siehe ab S. 95).

3.5.7 Parallelen zwischen Muskeltest und Ideomotorik?

Ob es sich bei dem Muskeltest aus hypnotherapeutischer Sicht um einen ideomotorischen Muskelhaltetest handelt, ist nicht untersucht. Peter[52] beschreibt den Muskeltest als Test mit „doppelter Ideomotorik", der des Klienten und der des Therapeuten. Da er jedoch keine Literaturangaben zum Thema Muskeltest angibt, ist leider nicht ersichtlich, auf welche Art von Muskeltest er sich bezieht. Denn aus der sehr wissenschaftlich orientierten Applied Kinesiology[53] haben sich viele kinesiologische Richtungen entwickelt, von denen einige eher dem esoterischen Bereich zuzuordnen sind und moderne neurophysiologische Erkenntnisse nicht berücksichtigen. Die unterschiedlichen Disziplinen machen völlig unterschiedliche Muskeltests. Ohne die Zugrundelegung der physiologischen Abläufe der Muskelreaktion und anderer neurologischer Determinanten und ohne Kenntnis darüber, welche Art von Muskeltest gemeint ist, kann natürlich eine mögliche Verwandtschaft zwischen dem Muskeltest, wie er in der Applied Kinesiology angewandt wird, und der Ideomotorik der Hypnotherapie nicht beurteilt werden.

Auch Garten[54], der wahrscheinlich exponierteste Vertreter der Applied Kinesiology in Deutschland, ist jedoch der Auffassung, dass der Muskeltest bei der psychischen Arbeit ein ideomotorisches Signal sei, und liefert dafür eine plausible Erklärung: „Er arbeitet mit der bewussten Konventionierung zwischen Klient und Therapeut, dass stark stressfrei kohärent bedeutet und schwach stressvoll inkohärent (weil Inkohärenz normalerweise stressig ist). Der Muskeltest dient dann diagnostisch als verbessertes Kalibrierungsinstrument, therapeutisch als Anker, Verstärker."

Dass der Muskeltest in der Geschichte der Energetischen Psychologie eine so bedeutsame Rolle gespielt hat, liegt vermutlich auch daran, dass die Energetische Psychologie sich stark aus den kinesiologischen Richtungen entwickelt hat und viele Anwender der Laienkinesiologie eben über keinerlei andere diagnostische Werkzeuge verfügten.

3.6 Die Bedeutung und Behandlung der psychischen Umkehrung – Dysfunktionale Kognitionen bzw. Glaubenssätze bzw. Beziehungsmuster

Bei der psychischen Umkehrung handelt es sich aus psychologischer Sicht, wie bereits erwähnt, um dysfunktionale Kognitionen, dysfunktionale Selbstbeziehungsmuster und dysfunktionale Muster der Beziehung zu anderen Menschen. *Dys*funktional ist hier gemeint in Bezug auf das vom Klienten bewusst geäußerte Ziel. Man könnte solche Blockaden auch als *para*funktional[55] bezeichnen, da sie ja an sich nicht dysfunktional sind. Aus psychodynamischer, bzw. hypnotherapeutischer Sicht liegen diesen unbewussten Bestrebungen ja meist positive Absichten zu Grunde.[56]

Diese dys- bzw. parafunktionalen Denk- und Beziehungsmuster können entweder herausgehört werden (z. B. „Ich schaffe das ja doch nicht, das Problem zu überwinden"), oder sie werden mittels Muskeltest bzw. mittels Kognitions-Kongruenz-Provokationstest erhoben. Die therapeutischen Interventionen sehen dann immer recht ähnlich aus. Während ein neurolymphatischer Reflexpunkt auf dem großen Brustmuskel gerieben (auch wunder Punkt oder, besser, Selbstakzeptanzpunkt genannt, siehe S. 74) oder ein bestimmter Akupunkturpunkt beklopft wird, spricht der Klient dreimal laut eine auf Selbstannahme und Selbstliebe zielende Affirmation aus, wie z. B.: „Auch wenn ich mir nicht vorstellen kann, das Problem zu überwinden, liebe und akzeptiere ich mich so, wie ich bin". Wenn mit dem Ausspruch die psychodynamisch relevante Blockade getroffen wurde, reduziert sich meist sofort der emotionale Stress weiter, und es kommt zu weiteren, nun spontanen kognitiven Umstrukturierungen.

In den unterschiedlichen EP-Techniken werden diese Selbstannahmeaffirmationen unterschiedlich eingesetzt und im Behandlungsverlauf platziert.

Eine psychische Umkehrung ist quasi ein energetisches Paradoxon. Der Klient sagt z. B., er wolle gesund sein, tut nachweislich auch wirklich viel dafür. Sein Körper, sein Unbewusstes, sein Energiesystem reagieren vermittels Muskeltest auf die Aussage „Ich möchte gesund sein" jedoch mit einer Schwächung, da der Testsatz als inkongruent erlebt wird. Dies ist meist sehr überraschend für den Betreffenden, da er ja *eigentlich* gesund werden will. Eine Behandlung dieser energetischen Blockade führt dazu, dass der Muskeltest auf den Testsatz dann stark ausfällt, d. h., dass der Körper nun auf den gewünschten Satz nicht mehr mit einer Schwächung reagiert, sondern stark bleibt. Häufig führt dies sofort zu einem weiteren Stressabfall in der fortgesetzten Behandlung und zu einer deutlichen klinischen Besserung. Manchmal wird an den diagnostizierten psychischen Umkehrungen den Betreffenden plötzlich bewusst, warum bisher eine Besserung blockiert war. Somit stellt dieser Teil der Behandlung ein einsichtsorientiertes Vorgehen dar. Bei dem einfachen Klopfen der negativen Emotionen hingegen lösen diese sich häufig auf, ohne dass jemand der Beteiligten erklären könnte, warum dies geschieht. Oft zieht die reduzierte negative Emotionalität auch eine Änderung der Kognitionen nach sich, es treten spontane kognitive Umstrukturierungen auf. Es fehlt dann plötzlich die affektive Grundlage des problematischen, negativen Denkens. Man erlebt Klienten, die zu Einsichten kommen, ohne dass vom Behandler irgendwelche Deutungen, Perspektivwechsel oder andere verbale Interventionen durchgeführt wurden.

Bei der psychischen Umkehrung handelt es sich aus Sicht der Energetischen Psychologie um einen inneren Zustand der Verneinung, eine Selbstsabotage bezüglich des zu behandelnden Themas.

Es gibt einige *alte Quellen* zu den sogenannten Selbstsabotagemustern, so z. B. in der Bibel. Apostel Paulus beschreibt im Römerbrief eine unbewusste Selbstsabotagestrategie folgendermaßen:

> „[...] denn ich tue nicht, was ich will, sondern was ich hasse, das tue ich. [...] Wollen habe ich wohl, aber vollbringen das Gute finde ich nicht. Denn das Gute, das ich will, das tue ich nicht, sondern das Böse, das ich nicht will, das tue ich“ (Römer 7, 15–19). – Und bei Matthäus (26, 41) heißt es: „Der Geist ist willig, aber das Fleisch ist schwach.“

Aus psychoanalytischer Sicht ist die psychische Umkehrung am ehesten mit dem Konzept des Widerstands verwandt. Gemeint ist jene Beobachtung, dass es Persönlichkeitsanteile geben kann, die unbewusst einer Heilung entgegenwirken, so dass der Patient „Widerstand“ gegen die Behandlung an sich entwickeln kann, wobei der „Widerstand“ natürlich auch im Sinne eines Selbstschutzes fungieren kann. Aus Sicht der Energetischen Psychologie reagiert sein körpereigenes Energiesystem im Falle einer psychischen Umkehrung mit Schwächung bei allem, was mit

Heilung und Zielerfüllung zu tun hat, und mit Stärkung bei allem, was mit Problemstabilisierung und Verschlechterung zu tun hat. Dies macht auch deutlich, warum es manchmal so erscheint, als hielten einige Anteile der Klienten trotz intensiver therapeutischer Bemühungen sehr lange an bestimmten Problemen fest. Aus hypnotherapeutischer Sicht können auch unbewusste dysfunktionale Selbstschutzstrategien das zu behandelnde Problem aufrechterhalten. Dies könnte z. B. der Fall sein, wenn der Klient unbewusst *der Überzeugung ist*, dass das Problem ihn vor etwas Schlimmerem schützt. Solange diese dysfunktionale und vielleicht unbewusste Blockade nicht transformiert wird, wird sich das Symptom, die negative Emotion, höchstwahrscheinlich nicht verändern.

Der energetische Behandlungsprozess zur Reduktion störender negativer Emotionen kann also stagnieren durch:

- dysfunktionale Kognitionen, Glaubenssätze und Denkstile
- dysfunktionale Selbstbeziehung
  - wie Selbstvorwürfe
  - Altersregression
  - Introjekte oder
  - dyskooperative Persönlichkeitsanteile oder
- dysfunktionale Beziehungen zu den anderen
  - wie Vorwürfe
  - Erwartungshaltung und
  - Loyalitäten.

So kann es z. B. sein, dass die Angst eines Klienten sich schon durch das Beklopfen einiger Akupunkturpunkte auf der subjektiven Belastungsskala (SUD) von 10 auf 6 reduzieren lässt, dann jedoch nicht weiter abnimmt und sich auch keine anderen Akupunkturpunkte finden lassen, mit denen sich der Stress weiter reduzieren ließe. Behandelt man nun jedoch die dezidiert diagnostizierte psychische Umkehrung, also den dysfunktionalen Glaubenssatz, die dysfunktionale Selbstbeziehung bzw. Beziehung zu anderen, also das unbewusste Selbstsabotagemanöver, so kann der subjektive Stresslevel weiter fallen.

Bei der Behandlung eines Klienten mit Angst vor seinem Vorgesetzten ließ sich der SUD durch einfaches Beklopfen der Akupunkturpunkte (16-Punkte-Schema aus der PEP, S. 79) von 10 auf 6 reduzieren. Dann plötzlich ließ sich die Angst nicht weiter reduzieren, und die Nachfrage ergab, dass er sich selbst noch Vorwürfe machte und bezüglich seines Chefs eine Erwartungshaltung hatte, die besagte, dass dieser endlich sehen solle, was er, der Klient, alles für die Firma geleistet habe. Nachdem der Selbstvorwurf und die Erwartungshaltung mittels Selbstakzeptanz- und Verzeihübung transformiert worden waren, fiel der SUD sofort auf 3 ab. Die vorgefundene Blockade im Sinne eines Selbstvorwurfs und der Erwartungshaltung ermöglichte überdies, diese beiden *Beziehungsmuster* näher zu beleuchten, wobei deutlich wurde, dass der Klient auch in anderen Lebenssituationen zu Selbstvorwürfen und Erwartungshaltungen anderen gegenüber neigte.

Wenn wir jedoch von anderen etwas erwarten und diese unsere Erwartung nicht erfüllen, gehen wir leer aus und machen eine Erfahrung von Unwirksamkeit. Die Erwartungen anderen gegenüber, so berechtigt sie auch inhaltlich sein mögen, führen dazu, dass wir selbst an der Zielerreichung nicht mehr beteiligt sind (denn der andere muss ja handeln), was uns leicht in eine Position der Passivität und des Ausgeliefertseins bringt. Meist werden dann auch noch alte Muster von unerfüllten Erwartungen aus der Kindheit aktiviert, was zu einer zusätzlichen Altersregression führt. Ganz abgesehen davon, dass wir uns durch Erwartungshaltungen abhängig von anderen machen, sind sie in einem gewissen Sinne auch übergriffig. Wir meinen ja in dem Moment, dass unsere Erwartungen berechtigt seien und ihre Nichterfüllung nicht.

Dies war für ihn sehr erhellend, da ihm nun klarwurde, dass er sich durch den Selbstvorwurf selbst schwächte, sich mit der Erwartungshaltung gegenüber anderen von diesen abhängig machte und somit selbst emotionalen Stress produzierte.

Wenn sich der vorhandene Stress mittels des einfachen Klopfens von Akupunkturpunkten nicht auflösen lässt, liegt meist mindestens eine der in der PEP so genannten Big-Five-Lösungsblockaden vor. Aus meiner Sicht bleibt der Prozess immer dann stecken, wenn ein dysfunktionales Beziehungsmuster vorliegt. Die dysfunktionalen Kognitionen fußen dann auf der Basis dieser dysfunktionalen Beziehungsmuster (S. 64).

3.7 Neurofunktionelle (körperliche und) energetische Störungen

Die Energetische Psychologie setzt auch am allgemeinen Energieniveau des Körpers und an der Verbesserung des *neurofunktionellen Feintunings* an. Es gibt eine Handvoll Störfelder in diesem Bereich, die aus Sicht der Energetischen Psychologie den Behandlungsverlauf boykottieren oder einen exakten Muskeltest verhindern können. Diese

Störfelder können mittels verschiedener Übungen korrigiert werden. Es gilt bei diesen Übungen, den Körper, das allgemeine Energieniveau des Körpers und die Kooperationsfähigkeit der beiden Hemisphären in einen für emotionale und kognitive Veränderungen optimalen Zustand zu versetzen. Die Behandlung solcher neurofunktionellen und energetischen Störungen erfolgt meist durch bilateral stimulierende bzw. die Körperachse überkreuzende Übungen.

Eine Lehrerin Mitte 40 berichtet, dass sie oft sehr nervös sei, sich irgendwie *flirrig* fühle und dann auch unter Konzentrationsstörungen leide. Sie lernte die Überenergie- und Antiswitchingübung (Überkreuzübung, S. 71) kennen und sollte in Zukunft, wenn sie wieder in solch einen unangenehmen Zustand geraten sollte, diese selbständig durchführen. Sie erzählte in der folgenden Sitzung, dass sie mehrfach diese Übung gemacht habe und dadurch innerhalb weniger Minuten zu mehr innerer Ruhe und Gelassenheit gefunden habe. Vermutlich war der Grund für ihren Zustand eine sogenannte Überenergie im Zentralgefäß (S. 51), gegebenenfalls aber auch ein Switching (s. u.). Meist reicht die Überkreuzübung allein jedoch nicht aus, den klinischen Zustand so deutlich zu verbessern.

3.7.1 Neurologische Desorganisation (Switching)

Goodheart prägte den Begriff der funktionellen neurologischen Desorganisation:

> „Er bedeutet nichts anderes als das Überschreiten der individuellen neurologischen Organisationskapazität durch die Summe der auf den Organismus einwirkenden Stressoren. Der Begriff ‚funktionell' soll dabei zum Ausdruck bringen, dass diese Störung bei Beseitigung der verursachenden Stressoren sofort reversibel ist."[57]

Gründe für ein Switching können körperlich-strukturelle, emotionale und chemische Stressoren sein. So kann auch eine sogenannte psychische Umkehrung, also eine dysfunktionale Kognition oder Selbstbeziehung, zu einem Switching führen.[58] Switching kann auch durch Überenergie (siehe unten) in den Meridianen bedingt sein.[59] Klinisch erkennt man in der Energetischen Psychologie Switching daran,[60] dass der betreffende Mensch sich

- physisch unbeholfen fühlt
- Probleme mit der Koordination von Bewegungsabläufen hat, was als Tollpatschigkeit erscheinen kann

- Störungen in der Koordination der Körperdimensionen (oben/unten, vorne/hinten, rechts/links) hat
- Zahlen- oder Buchstabendreher aufzeigt
- oder Lernprobleme hat.

Wenn Switching vorliegt, so ist eine korrekte Beurteilung des Muskeltests nicht mehr möglich. Psychische Probleme reagieren bei Switching „generell langsam und widerwillig auf energetisch orientiere Verfahren und vielleicht sogar auf jede Art von Therapie“[61]. Deshalb sollte ein vorhandenes Switching behandelt werden (siehe S. 71).

3.7.2 Überenergie

Wenn im Zentralgefäß Überenergie vorliegt (das Zentralgefäß wird auch Konzeptionsgefäß genannt und verläuft auf der Körpervorderseite mittig vom unteren Becken zur Unterlippe), kann sich dies klinisch als Gefühl von *Verwirrung, geistigem Weggetretensein* oder als *Konzentrationsstörung* zeigen.[62] Manche Menschen berichten, sich dann *irgendwie flirrig* zu fühlen oder, im übertragenden Sinne, *den Boden nicht gut unter den Füßen zu spüren* oder kurz davor zu sein *abzuheben.* Eine Überenergiekorrektur führt dann meist zu einem deutlich besseren Allgemeinbefinden (siehe S. 71).

3.7.3 Polaritätenumkehrung (massive psychische Umkehrung)

Die *massive* psychische Umkehrung gehört eigentlich zur Kategorie der *unliebsamen, dys- bzw. parafunktionalen bzw. selbstsabotierenden Anteile* und wird in Abschnitt 3.6 aus psychologischer bzw. psychodynamischer Sicht auch thematisiert (S. 46). Aus energetischer Sicht gehört sie jedoch auch zu den Störungen des allgemeinen Energiehaushalts, da sie als Verkehrung bzw. Verdrehung der gesamten Körperpolarität verstanden wird. Das heißt, dass die natürliche Polarität des Körpers (Kopfoberseite hat eigentlich positive Ladung) verdreht ist (Kopfoberseite hat dann negative Ladung). Der Energiefluss ist dann im Körper umgekehrt, was zu einer massiven Beeinträchtigung der Emotionen und Kognitionen führen soll.

3.7.4 Energetische Toxine

Der Theorie nach sollen sogenannte energetische Toxine die Wirksamkeit einer energetischen Behandlung unterwandern[63] bzw. nach einer erfolgreichen Behandlung mit Energetischer Psychologie zu Rezidiven führen können. Energetische Toxine können bestimmte Nahrungs-, Genussmittel, Kosmetika, aber auch Gegenstände des Alltags sein, die z. B. chemische Stoffe ausdünsten. Wenngleich die Theorie der energetischen Toxine und ihrer negativen Auswirkungen auf das Energiesystem und die energetische Behandlung sehr plausibel erscheinen, haben die energetischen Toxine in der Behandlung von dysfunktionalen Emotionen und Kognitionen erfahrungsgemäß nicht die Bedeutung, die ihnen zugemessen wird. Nach meiner Erfahrung ist es extrem selten, dass sogenannte energetische Toxine einen Behandlungserfolg konterkarieren. Einige kritische Kollegen meinen sogar, dass die energetischen Toxine, die ja mehr oder weniger durch die meisten Substanzen dieser Welt repräsentiert sein können, viel eher als eine Generalerklärung für nicht gut gelaufene Behandlungen dienen sollen – nach dem Motto: Wenn es funktioniert, liegt es an den richtigen Punkten, die geklopft wurden, wenn es nicht funktioniert, muss wohl ein energetisches Toxin dafür verantwortlich sein. Eine solche kritische Position den energetischen Toxinen gegenüber ist natürlich spekulativ. Dennoch soll hier nicht näher auf sie eingegangen werden, da sie zum einen den Rahmen einer Psychotherapie sprengen und von daher eher in die diagnostischen Hände eines in Applied Kinesiology ausgebildeten Arztes gehören und zum anderen eben aus meiner Sicht bei immerhin mehr als 20 000 von mir durchgeführten Interventionen bei weit mehr als 1000 Klienten keine erkennbare Relevanz hatten.

3.8 Tools zur Optimierung der neurofunktionellen (körperlichen und) energetischen Veränderungsbereitschaft

3.8.1 Überkreuzübung gegen Switching und Überenergie

Die Phänomene Switching und Überenergie können z. B. mit ein und derselben Übung behandelt werden, der Überkreuzübung, auch Überenergieübung genannt (siehe Abbildung S. 71).

Bei der Überkreuzübung sollte darauf geachtet werden, dass sich die Position der Beine und Arme angenehm anfühlt. Bei den meisten Menschen ist dies der Fall, wenn der linke über dem rechten Knöchel und der rechte Arm über dem linken liegt. Falls es im konkreten Fall andersherum ist, so ist das auch völlig o. k. Der Klient sollte jedenfalls die für ihn angenehme Position einnehmen.

Die Überkreuzübung ist eine optimale Vorbereitung des Gehirns auf den emotionalen und kognitiven Veränderungsprozess. Er führt zu einer besseren Kooperation der beiden Hirnhälften. Durch die beschriebene *verdrehte* Positionierung der Arme und Hände wird unser Gehirn extrem dazu gezwungen, seine propriozeptiven Fasern zu aktivieren und abzuscannen, wo genau sich die beiden Hände und die einzelnen Finger gerade befinden. Dies führt dazu, dass die Hirnhälften gefordert sind zu kommunizieren. Dies begünstigt die *Durchbrechung einer* möglicherweise vorhandenen *wechselseitigen Abschottung der Hemisphären.*[64] Durch diese Durchbrechung der gegenseitigen Abschottung der Hemisphären kann das Gehirn rationale und emotionale Erinnerungsaspekte, die zuvor isoliert waren, wieder besser miteinander verknüpfen. Eine Umstrukturierung der Erinnerung kann so leichter erfolgen. Dies, so wird vermutet, begünstigt eine Auflösung negativer Assoziationsmuster. Diese Übung sollte ungefähr zwischen 30 Sekunden und zwei Minuten dauern.[65]

3.8.2 Fingerhalteübung zur Zentrierung des Aufmerksamkeitsfokus

Die Fingerspitzenberührübung ist eine Fokussierungs- und Zentrierungsübung (Abbildung siehe S. 73). Sie soll dazu führen, sich zu zentrieren, d. h., das Gefühl zu aktivieren, innerlich wieder im Lot zu sein.

Die Ellenbogen liegen am Körper seitlich an, und die Zunge sollte beim Einatmen den oberen Gaumen berühren und sich beim Ausatmen wieder lösen. Auch diese Übung sollte ungefähr zwischen 30 Sekunden und zwei Minuten dauern. Die Augen können geschlossen oder offen sein.

3.8.3 Die 9-G oder Zwischenentspannung zur Integration in verschiedene Hirnareale

Die 9-G oder auch Zwischenentspannung genannt (Abbildung siehe S. 83) soll u. a. unterschiedlichste neuronale Areale aktivieren. Der Integrationspunkt auf dem Handrücken (zum Meridian Dreifacher Erwärmer gehörend) wird dabei fortlaufend beklopft, während man Augenbewegungen macht, summt, zählt und wieder summt. Der Integrationspunkt (Dreifacher Erwärmer) und die unterschiedlichen neuronalen Aktivierungen sollen helfen, das bislang Erreichte in verschiedene energetische Ebenen im Körper und in die unterschiedlichen kortikalen und subkortikalen Areale des Gehirns zu integrieren. Man könnte auch sagen, dass nacheinander verschiedenste neuronale Netzwerke aktiviert werden und das limbische System dadurch wieder Anschluss an verschiedenste Areale im Kortex erhält. Die isolierte limbische Aktivität bekommt also wieder Anschluss an zuvor gehemmte neuronale Strukturen (mehr hierzu siehe S. 59).

3.8.4 Gehirnbalance zur besseren Kooperation beider Hemisphären

Statt wie in der Zwischenentspannung (9-G) nacheinander kann man mittels der Gehirnbalanceübungen das Augenkreisen, Summen, Zählen und wieder Summen auch gleichzeitig praktizieren, während man jedoch diesmal den Endpunkt des Meridians Dreifacher Erwärmer beklopft (Augenbraue außen) und, statt mit den Augen zwei Kreisen zu folgen, nun einer liegende Acht folgt (siehe unten), die in der Mitte von unten nach oben verläuft.[66] Manche Menschen finden, dass sich diese Übung angenehmer anfühlt als die erste, was vielleicht an der wohltuenden Wirkung der liegenden Acht liegen mag.

3.8.5 Die liegende Acht zur besseren Kooperation beider Hemisphären

In einem Unterzweig der Kinesiologie, der Educational Kinesiology (Edu-K) bzw. dem Brain-Gym, wird die liegende Acht zur besseren Vernetzung der beiden Hemisphären genutzt.

Rudolf Steiner, der Begründer der Anthroposophie, hat bereits Anfang des 20. Jahrhunderts beschrieben, wie eine liegende Acht, also die Lemniskate (das Unendlichzeichen), auf den Menschen wirkt. In der gesamten Waldorfpädagogik, insbesondere der Heilpädagogik und Psychomotorik, nimmt die liegende Acht bis heute eine wichtige Rolle ein.

In der Energetischen Psychologie wird dieses Wissen dazu genutzt, z. B. mit den Augen eine liegende Acht entlangzufahren. Wobei es wichtig ist, dass die Augen in der Mitte, also dort, wo die Linien sich kreuzen, nach oben gehen (siehe Abb. 1, S. 55). Das Entlangfahren der Augen an einer liegenden Acht ist eine der potentesten und am schnellsten wirksamen Stressreduktionstechniken aus der Energetischen Psychologie.

Liegende Acht

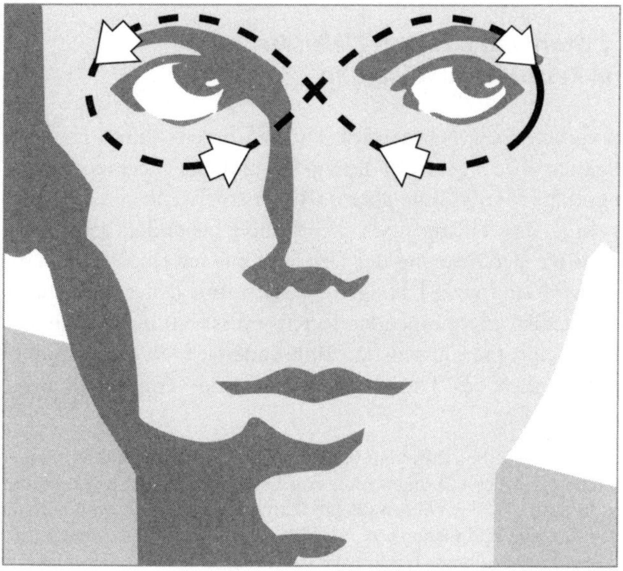

Abb.1: Liegende Acht

Ein Radiomoderator litt, nachdem er im Hörfunkstudio eine Panikattacke erlebt hatte, immer wieder unter unkontrollierbarer Aufregung, die auch auf seine Stimme schlug. In dem Auftritts-Coaching wurde die erlebte Panikattacke im Sinne einer Traumabehandlung mittels PEP angegangen, was schon zu einer deutlichen Stressreduktion im Hinblick auf die vor ihm liegenden Sendungen führte. Am allerbesten sprach er darüber hinaus auf die *liegende Acht* zur Stressreduktion an. Er nahm sich diese Übung von nun an immer mit ins Hörfunkstudio und konnte mit ihr seinen Stresslevel dort auf ein gut verträgliches Maß in Richtung positives Lampenfieber reduzieren.

3.9 Stärkung positiver Zielbilder und Ressourcenaktivierung

Meist verlieren die belastenden Themen bereits durch einige Klopfdurchgänge ihre negativen Energien, und die Themen fühlen sich dann gut an. Man könnte aber nach der stressreduzierenden Behandlung, sollte das Thema noch nicht stabil behandelt sein, zusätzlich eine positive Veränderung der Sicht auf das jeweilige Thema aktivieren. Hierfür sind zwei Übungen hilfreich, mit denen man zum einen stärkende, also energiespendende Selbstaussagen in Form einer Affirmation aussprechen lassen und zum anderen man eine positive Zielvision bezüglich des Themas aktivieren und verankern kann (siehe Kapitel 6, S. 89).

Eine 28-jährige Studentin hat mit Hilfe der Klopftechnik ihre Flugangst innerhalb einer Behandlungsstunde deutlich reduzieren können. Wenn sie an den Urlaub und das Fliegen dachte, kamen jedoch noch immer keine positiven Gefühle und Gedanken auf. Wir arbeiteten deshalb eine positive, sie stärkende Affirmation heraus, die dazu führte, dass sie sich mehr auf den Urlaub freuen konnte. Während sie die Affirmation „Ich bin sicher und kann mir und anderen vertrauen" laut aussprach, beklopfte sie die vier Aktivierungspunkte (wie NAEM, S. 91). Danach beklopfte sie den Dreifachen Erwärmer und schaute mit den Augen ca. 40° nach oben und stellte sich auf der visuellen Ebene vor, wie sie den Flug und den Urlaub genießen würde (S. 94). Nach etwa einer Minute kamen ihr einige positive Bilder, und das vor ihr liegende Reiseprojekt fühlte sich lebendiger und positiver an. Da sie wusste, dass sie *im Notfall* im Flugzeug klopfen könnte, war sie sehr zuversichtlich, dass der Flug gut verlaufen würde. Nach dem Urlaub berichtete sie, dass sie zwar ein paar Mal während des Fluges geklopft habe, dies aber nicht unbedingt nötig gewesen sei, sondern eher im Sinne einer Selbstberuhigung angesichts einer *möglichen* Aufregung geschah.

4. Wirkhypothesen

Da bislang keine wissenschaftlichen Wirkstudien vorliegen, die genau untersuchen, auf welche Weise die Energetische Psychologie wirksam ist, können hier nur Wirk*hypothesen* formuliert werden, die im Bereich der akademisch sozialisierten Psychotherapeuten diskutiert werden.[67] Wenngleich klar ist, dass es sich dabei nur um Annahmen handelt, haben sie dennoch eine gewisse Plausibilität. Insgesamt entsprechen die meisten der vorhandenen klinischen Studien zur Energetischen Psychologie darüber hinaus noch nicht den aktuellen hohen wissenschaftlichen Anforderungen und Standards im Bereich der Psychotherapieforschung und sollen aus diesen Gründen hier auch keine Erwähnung finden, obwohl sich die meisten dieser Ergebnisse mit den klinischen Beobachtungen decken, die viele Anwender machen.[68]

Während die Behandlung belastender Emotionen quasi direkt auf die emotionsverarbeitenden Bereiche des Gehirns, das limbische System, hier vor allem die Amygdalae, und vermutlich auf den anterioren cingulären Kortex (ACC) zielt, setzt die Behandlung der dysfunktionalen Glaubenssätze, der Selbstsabotagemuster bzw. der dysfunktionalen selbstschädigenden Selbstschutzmanöver (der psychischen Umkehrung) an sprachassoziierten, bewusstseinsfähigen und motivationalen, also kortikalen (vor allem präfrontalen) Strukturen an. Je nach Prozessverlauf in der Behandlung und je nach Thema muss mal an der einen Seite, mal an der anderen Seite interveniert werden.

Oberstes Therapieziel muss es nach Grawe[69] sein, den Patienten von seinem Leiden zu befreien. Das heißt vor allem, seine psychischen Störungen und sein subjektives Wohlbefinden zu bessern. Dies, so zeigt die Praxis, funktioniert mit der Energetischen Psychologie erstaunlich gut. Doch wie dies genau geschieht, lässt sich zurzeit am ehesten durch die Hypothesen erklären, die im Folgenden vorgestellt werden.

4.1 Das Meridiansystem, die klassische energetische Wirkhypothese

Aus Sicht der Energetischen Psychologie liegt bei emotionalen Problemen eine Blockade in einem Meridian vor, die dazu führt, dass der freie Fluss der Energie in diesem Meridian gestört ist. Das Klopfen beeinflusst demnach über die Stimulation der Akupunkturpunkte das Meridiansystem, wobei sich Energieblockaden oder energetische Dysbalancen lösen bzw. ausbalancieren. Eine Erklärung bezüglich der psychischen Umkehrung stammt von Callahan[70], der der Überzeugung ist, dass die elektrischen oder elektromagnetischen Pole innerhalb der Meridiane tatsächlich umgekehrt sind und dass dies die betreffende Person an der Umsetzung ihrer erklärten Absichten hindert.

Energetisch heißt übrigens nicht *esoterisch*. Physiker sind seit einigen Jahren dabei, verschiedenste bioenergetische Felder zu entdecken.[71] Sie finden sich z. B. im und um den menschlichen Körper, da jeder Stromfluss ein biomagnetisches Feld um sich herum erzeugt, somit natürlich auch der Stromfluss innerhalb unseres Nervensystems. Dieses elektromagnetische Feld kann man mittels eines sogenannten SQUID-Magnetometers messen.[72] Ob es sich dabei um die gleiche Energie handelt, wie sie in der TCM beschrieben ist, ist nicht geklärt. Es scheint jedoch nicht mehr lange zu dauern, und die jahrtausendealten Beschreibungen von Energien, wie z. B. *Qi*, können auch in der Sprache der modernen Physik dokumentiert und erklärt werden.

Bei der energetischen Wirkhypothese geht es also um eine Aufhebung einer vermuteten Unterbrechung des Energieflusses innerhalb eines oder mehrerer Meridiane bzw., im Falle einer massiven psychischen Umkehrung, der gesamten Körperpolarität.

Ein weiterer Erklärungsansatz liegt in den piezoelektrischen Effekten im Knochen. Man klopft ja immer auf Akupunkturpunkte, unter denen sich Knochengewebe befindet. Somit wird der entsprechende Knochen durch das Klopfen stimuliert. Bereits in den 60er Jahren wurde das Phänomen entdeckt, dass Knochen piezoelektrische Eigenschaften haben.[73] Sie können mechanische Energie (z. B. auch durch Beklopfen ausgelöst) in elektrische Energie umwandeln. Dies ist Teil des Reparatur- und Regulationssystems des Körpers, welches Veränderungen der Struktur von Knochen bewirkt und die Heilung der Frakturen unterstützt. Es ist natürlich ebenso vorstellbar, dass die durch Klopfen freigesetzte elektrische Energie direkt auf das Energiesystem des Menschen, die Meridiane, einwirkt. Ausführliche kritische Anmerkungen zur energetischen Wirkhypothese siehe Bohne 2010a, S. 26 u. 76).

4.2 Neurobiologische Wirkhypothese

Die schnelle Aktivierung unterschiedlichter neuronaler Zentren (durch Summen, Zählen, Klopfen, Aussprechen von Sätzen, Augenrollen etc.) zeitgleich zur Aktivierung des negativen Gefühls soll über eine Verstörung der Erlebnisverarbeitung und Reorganisation neuronaler Netzwerke alte Kognitions-Emotions-Verhaltensmuster verstören und neue neuronale Netzwerke aktivieren. Grundlage für diese Wirkmechanismen ist die Neuroplastizität, also die Fähigkeit des Gehirns zum Umlernen. Dyskonnektierte neuronale Areale werden dieser Hypothese zufolge wieder miteinander verbunden, und funktionell gehemmte Areale werden durch die unterschiedlichen multiplen neuronalen Stimulationen wieder aktiviert.

Hirnforscher haben herausgefunden, dass Hirnareale, wie etwa die Amygdalae, die mit negativen Empfindungen wie z. B. Trauer, Angst und Wut in Zusammenhang stehen, offensichtlich durch Liebesgefühle zum Schweigen gebracht werden.[74] Dies könnte auch erklären, warum die Aussagen zur Selbstannahme und Selbstliebe während einer Klopfsequenz häufig direkt solch positive und stressreduzierende Auswirkungen haben.

4.3 Neurohumorale Wirkhypothese

Es wird vermutet, dass durch das Klopfen die Endorphinsekretion und gegebenenfalls die Sekretion von Serotonin im limbischen System zu einer Veränderung des emotionalen Erlebens führen. 70 % der Akupunkturpunkte weisen eine erhöhte Konzentration von kleinen Hautnerven, neuromuskulären Verbindungsstellen, verschiedenen Mechanorezeptoren, freien Nervenendigungen und eine erhöhte Dichte an neurovaskulären Strukturen auf. Über lange Myelinfasern werden bei der Reizung solcher Hautareale der somatosensorische präfrontale und parietale Kortex sowie die Amygdalae (Mandelkerne) und der Hippocampus in besonders hohem Maße aktiviert.[75] Die positive Erfahrung der Selbstwirksamkeit durch Klopfen dürfte das dopaminerge Belohnungssystem ansprechen, was erklären würde, warum sogar einmaliges Sich-selbst-Beklopfen zu anhaltenden emotionalen Veränderungen führen kann. Möglicherweise kommt auch der Sekretion des Neurotransmitters Oxytocin eine größere Bedeutung zu. Oxytocin wirkt ja bekanntlich Stressreaktionen entgegen und wird durch sensorische Stimulationen, wie z. B. durch Berührung der Haut, freigesetzt. (Zur Bedeutung der Selbstberührung siehe auch Bohne 2010a, S. 46.)

4.4 Wirkhypothese der reziproken Hemmung

Durch günstige Auswirkungen auf das vegetative Nervensystem soll sich durch die Kombination von Klopfen, Augenbewegungen und Überkreuzübungen eine Entspannung einstellen, die den zuvor aktivierten Stress reduziert. Aus der Psychotherapieforschung ist ja bekannt, dass man Entspannung und Stress nicht gleichzeitig erleben kann (reziproke Hemmung). Die Entspannung hat die besseren Karten und siegt über den Stress.

4.5 Positive Kontroll- und Selbstwerterfahrung sowie Selbstwirksamkeitserfahrung

Die Vermittlung von positiven Kontroll- und selbstwerterhöhenden Erfahrungen ist nach Grawe[76] wesentlich für eine wirksame Psychotherapie, da sie eine inkongruenzreduzierende Wirkung hat. In der Energetischen Psychologie wird davon ausgegangen, dass die Klienten sich mittels Selbstbeklopfung von emotionalen Belastungen selbst befreien können. Dies kann man auch als eine Kompetenzzuschreibung verstehen. Basch[77] beschreibt, dass allein die Tatsache, dass dem Klienten Kompetenz zugeschrieben wird, dazu führt, dass sich seine Kompetenz tatsächlich erhöht. Grawe[78] führt dazu aus:

> „Viele Patienten haben ein angeschlagenes Selbstwertgefühl. Sie schämen sich dafür, dass sie anders sind als andere, dass sie dieses Problem haben und nicht allein damit fertigwerden. Psychisch krank zu sein wird von

den meisten Betroffenen als persönliches Versagen erlebt. Sie fühlen sich dadurch minderwertig. Auch in der Therapie müssen sie sich notgedrungen von ihrer problematischen Seite zeigen. Das sind alles dem Selbstwert abträgliche Erfahrungen."

Bedenkt man dieses Zitat von Grawe, so wird deutlich, warum in der Energetischen Psychologie immer wieder die Selbstakzeptanzaffirmationen genutzt werden. Selbst bezüglich des Vorhandenseins des Problems wird ja formuliert: „Auch wenn ich dieses Problem habe, liebe und akzeptiere ich mich so, wie ich bin". Durch die vor Zeugen laut formulierte Selbstakzeptanz stärkt der Klient sein Selbstwertgefühl. Durch das Sich-selbst-Beklopfen macht er die Erfahrung von Selbstwirksamkeit. Beides sind mögliche Wirkfaktoren der Energetischen Psychologie.

4.6 Befriedigung verschiedener Grundbedürfnisse

Die Klopftechniken an sich gewährleisten die Befriedigung verschiedener Grundbedürfnisse, was wiederum eine positive Kontrollerfahrung und somit eine Reduktion von Inkongruenz darstellt. Da die Klienten sich selbst beklopfen und sie hierdurch eine Selbstwirksamkeitserfahrung machen, sind die Grundbedürfnisse nach Autonomie, Einfluss, Selbstwirksamkeit und Kompetenz gleichermaßen befriedigt. Der prozessorientierte Rapport in der PEP erfüllt das Bedürfnis nach Bindung bzw. zwischenmenschlicher Nähe und freundlichen sozialen Kontakten, und die klare Abfolge verschiedener Interventionsstrategien stillt das Bedürfnis nach Orientierung. Das Ausmaß an bedürfnisbefriedigenden Erfahrungen bestimmt nach Grawe[79] maßgeblich die Wirksamkeit einer Psychotherapie. Somit könnte dieser Punkt einen wesentlichen Anteil an der Wirksamkeit der Energetischen Psychologie haben.

5. Indikationen, Kontraindikationen, Gefahren, Störungen

5.1 Indikationen

Es gibt, jenseits standardisierter Diagnosemanuale formuliert, nur zwei Hauptindikationen für die Energetische Psychologie:

- belastende, negative, dysfunktionale Emotionen
- dysfunktionale Kognitionen bzw. Glaubenssätze und Beziehungsmuster

Hinsichtlich der klassischen Diagnosesysteme kann gesagt werden, dass sich sämtliche Störungen, die mit einer hohen emotionalen Beteiligung einhergehen, sehr gut behandeln lassen: Posttraumatischer Stress, Ängste, depressive Störungen, andere dysfunktionale Emotionen wie z. B. Wut, Ärger, Neid, Eifersucht – natürlich nur dann, wenn sie dysfunktional sind. In der Suchtmedizin können auch Craving (Suchtdruck) und die massiven Selbstentwertungen suchtkranker Menschen gut mittels der EP behandelt werden. Je komplexer jedoch die sogenannten *strukturellen Störungen* sind, desto weniger wirksam scheinen die EP-Techniken zu sein. Eine Ausnahme stellt hier allem Anschein nach die Borderline-Persönlichkeitsstörung dar. Traumatherapeuten, die auch mit der Energetischen Psychologie arbeiten, berichtet einhellig, dass Patientinnen das Beklopfen von Akupunkturpunkten häufig sehr erfolgreich zum emotionalen Selbstmanagement gegen starke negative Gefühle und hohe Arousals anwenden und somit weniger dissoziieren und sich demzufolge auch weniger selbst verletzen müssen. (Mehr zur Integration der EP und der PEP in die Traumatherapie siehe Bohne 2010a.)

5.2 Kontraindikationen

Bei den klassischen psychiatrischen Störungen wie den Schizophrenien, den affektiven und schizoaffektiven Psychosen sowie bei den meisten

Persönlichkeitsstörungen zeigen die EP-Techniken bei heutiger Anwendung und heutigem Kenntnisstand keine besonderen Wirkungen. In akuten Phasen dieser Erkrankungen sind die EP-Techniken in jedem Fall kontraindiziert. Eine weitere relative Kontraindikation liegt vor, wenn ein Klient sich zunächst jemandem mitteilen möchte, sein Leid sozusagen vor einem Zeugen aussprechen möchte. Ein zu frühes Klopfen könnte leicht als Desinteresse an der Person des Klienten oder seiner schmerzlichen Erfahrung missverstanden werden.

5.3 Gefahren und Nebenwirkungen

Gefahren ergeben sich durch die Behandlung mittels Energetischer Psychologie am ehesten durch eine unüberlegte und fragwürdige Anwendung des Muskeltests zur Suche des Ursprungs des zu behandelnden Problems und wenn der Muskeltest als Wahrheitsfindungstest missbraucht wird (siehe S. 35). Weitere Gefahren liegen in den unrealistischen Heilsversprechungen, die vor allem von ansonsten schlechtausgebildeten oder primär gewinnorientierten Therapeuten oder Workshopanbietern ausgesprochen werden. Einige Techniken suggerieren, dass durch das Sich-selbst-Beklopfen sich alle emotionalen Probleme in kürzester Zeit auflösen ließen, ungeachtet der darunterliegenden Themen und Persönlichkeitsstrukturen. Auch an den Buchtiteln im Bereich Emotional Freedom Techniques (EFT) und ähnlicher Klopftechniken sind diese Heilsversprechen implizit erkennbar. Die Bücher zieren Titel wie *Emotionale Freiheit, Emotionale Befreiung, Endlich frei, Klopf dich gesund, Klopfen Sie sich frei, Klopf die Sorgen weg, Sorgenfrei in Minuten* etc. Mittlerweile berichten mehrere psychotherapeutisch gutausgebildete Kollegen, die auch mit der Energetischen Psychologie arbeiten, dass sich immer wieder Patienten melden, denen bei unkritischen und heilsversprechenden Anbietern eben nicht geholfen werden konnte und die diese Erfahrung dann gegen sich selbst wenden, was zu einer Zunahme von Hoffnungslosigkeit und somit depressionsfördernden Gedanken führen kann.

Eine unerwünschte Konsequenz von Behandlungen, die nicht wirksam waren, ist, dass Klienten dann der Energetischen Psychologie zunächst einmal ablehnend und skeptisch gegenüberstehen.

5.4 Was, wenn es nicht funktioniert?

All die hier erwähnten kritischen Aspekte sollen allerdings nicht darüber hinwegtäuschen, dass die Klopftechniken bei sachgemäßer Anwendung und richtiger Indikation vor allem im Bereich der Angstbehandlung und der Behandlung von Traumafolgestörungen eine kaum vorstellbare und enorm hohe Wirksamkeit aufzeigen. Dennoch gibt es immer wieder Situationen, in denen das normale Klopfen zur Stressreduktion nicht (mehr) wirksam ist. Im Folgenden seien die aus Sicht der PEP häufigsten Blockaden aufgeführt, die zu einer Stagnation des Prozesses führen. Vor allem in den Abschnitten 5.4.1 bis 5.4.6 genannten Blockaden kommen extrem häufig vor. Auch wenn in konventionellen Psychotherapien und Coachings der Prozess ins Stocken gerät und der Klient nicht mehr profitiert, liegt es häufig an den psychodynamischen Blockaden, die ich in 5.4.1 bis 5.4.5 als *Big-Five-Lösungsblockaden* beschreibe.

5.4.1 Selbstvorwürfe

Wenn das normale Klopfen gegen dysfunktionale Emotionen keine (weitere) Stressreduktion bewirkt, liegt nach meiner Beobachtung meistens ein Selbstvorwurf vor. Dieser wird dann mittels einer sich selbst akzeptierenden und danach einer sich selbst verzeihenden Affirmation behandelt. Dass der Stress sich bei noch vorhandenen Selbstvorwürfen nicht reduziert, ist im Grunde ja auch logisch, denn warum sollte es einem bessergehen, solange man sich selbst einen Vorwurf macht? Ein Vorwurf führt ja vielmehr zu einer latenten oder ganz bewussten Form der Selbstbestrafung. Somit ist es nur folgerichtig, wenn das negative Problem sich nicht verändert.

In der traumatherapeutischen Behandlung eines Bankangestellten, der einen Banküberfall erlebt hatte, ließ sich der posttraumatische Stress mittels Klopfen (PEP, S. 79) innerhalb weniger Minuten von 10 auf 4 reduzieren. Dann geriet der Prozess ins Stocken, und zwei weitere Klopfdurchgänge, unterbrochen von einer Zwischenentspannung (9-G), brachten keine weitere Besserung. Auf die gezielte Frage, ob sich der Klient bezüglich des Erlebten irgendwelche Vorwürfe mache, guckte er verwundert und äußerte, dass er sich im Grunde immer noch vorwerfe, dass er nach dem Banküberfall mehrere Wochen lang *neben der Spur* gewesen sei. Das passte nicht zu seinem Selbstbild, und somit machte er sich Selbstvorwürfe. Nachdem er die Selbstakzeptanzübung (S. 74) gemacht hatte, fiel der SUD auf 3 und blieb dort zunächst. Als ich ihn fragte, ob er denn nicht anders gekonnt oder nicht anders gewollt habe, als *neben der Spur* zu sein, antwortete er prompt, dass er damals wirklich nicht anders konnte. Somit lud ich ihn ein, den selbstverzeihenden Satz zu formulieren (S. 105): „Jetzt verzeihe ich mir aus ganzem Herzen, da mir klarwird, dass ich damals wirklich nicht anders gekonnt habe – und dazu stehe ich jetzt!" Der Zusatz „und dazu stehe ich jetzt" hat sich als äußerst selbstwertstärkende Erweiterung der „Verzeihübung" erwiesen. Nach dieser Verzeihübung war der SUD auf 0. Aus psychodynamischer Sicht hatte der Selbstvorwurf wie so häufig die Symptomatik am Köcheln gehalten.

5.4.2 Vorwürfe gegen andere

Häufig verhindern auch Vorwürfe gegen relevante andere Menschen, wie z. B. die Eltern, Geschwister, Partner, Arbeitskollegen oder Vorgesetzte, dass das aktuelle Symptom sich auflösen kann. Unter einem Vorwurf gegen andere liegt wiederum häufig ein Selbstvorwurf, nämlich der, selbst schuld zu sein, dass die anderen einem dieses oder jenes angetan haben. Außerdem machen Menschen sich meist automatisch zu Opfern, wenn sie anderen etwas vorwerfen. Auch eine mental konstruierte Opferrolle fühlt sich unangenehm an und aktiviert Gefühle von Hilflosigkeit, Einsamkeit und Unterlegenheit. Der Vorwurf gegen andere wird mittels Selbstakzeptanz und dann mittels Überlassung der Verantwortung bei den anderen behandelt.

5.4.3 Erwartungshaltung (auch in monetärer Hinsicht)

Immer wieder lässt sich eine sehr weit verbreitete selbstschwächende Strategie beobachten, wenn der energetische Behandlungsprozess ins Stocken gerät. Die Menschen stecken dann in einer Erwartungshaltung fest, die, ob begründet oder unbegründet, meist dazu führt, das man sich von den Menschen, von denen man etwas erwartet, abhängig macht, denn diese müssen ja die Handlung vollbringen, die man sich so sehnlichst wünscht. Man hat selbst keinen Einfluss auf das Ergebnis, da ja der andere zur Zielerfüllung handeln muss. Dass eine Erwartungshaltung häufig auch eine Grenzverletzung und einen Übergriff dem anderen gegenüber darstellt, wird von vielen *Erwartungsinhabern* nicht bemerkt. Dieser Aspekt ist jedoch systemisch gesehen durchaus relevant und wirksam. Auch die Erwartungshaltung wird mittels lauten Aussprechens einer selbstakzeptierenden Affirmation (siehe S. 75) und meist auch noch mittels einer auf *Loslassen* fokussierenden positiven Affirmation behandelt (wie z. B.: „Ich lasse jetzt meine Erwartung an meine Eltern voll und ganz los!").

5.4.4 Altersregression

Wenn Klienten in einer Behandlung mit Energetischer Psychologie feststecken, dann zeigen sie häufig eine Altersregression, d. h., sie fühlen sich wieder kleiner, jünger und meist auch hilfloser, als sie es eigentlich sind. Bei strukturell nicht oder wenig gestörten Klienten reicht es oft aus, wenn sie sich in dem problemrelevanten Kontext einfach klarmachen, wie alt sie in Wirklichkeit sind.[80] Ansonsten kann wieder eine auf Selbstannahme zielende Affirmation ausgesprochen werden (siehe S. 75).

5.4.5 Loyalitäten

Manchmal sind es auch Loyalitäten zu nahestehenden Personen, die zu einer innerlichen Blockade bezüglich des eigentlich anvisierten Zieles führen. So kommt es z. B. in Auftritts-Coachings immer wieder vor, dass der Betreffende es sich nicht erlaubt, wirklich erfolgreich zu sein, da die Menschen in seinem Familiensystem nicht erfolgreich sein konnten oder durften. Psychodynamisch gesehen, könnte man formulieren, dass ein (kindlicher) Persönlichkeitsanteil nach dem Motto funktioniert: „Das kann ich euch doch nicht antun, dass ich erfolgreich bin und ich euch damit beschäme." Auch hier bewirkt das laute Aussprechen der zuvor unbewussten Blockade (wieder eingebettet in einen auf Selbstakzeptanz zielenden Satz) häufig eine recht zügige Überwindung der dysfunktionalen Beziehungsverstrickung.

5.4.6 Energetische Störungen (z. B. Überenergie)

Manchmal führt aus Sicht der EP auch ein Übermaß an Energie im sogenannten Zentralgefäß zu einem Stagnieren oder Sichverlangsamen des Prozesses. Als Gegenmaßnahme wird dann eine Überenergiekorrektur (Überkreuzübung, S. 71) durchgeführt.

5.4.7 Energetische Toxine

Wie bereits weiter oben erwähnt, können aus Sicht der Energetischen Psychologie sehr viele Stoffe für das Energiesystem einen Stressor darstellen. Dies sind häufig Weizenmehl, Kaffee, Nikotin, Alkohol etc. Die Klienten, die diesen Stoffen ausgesetzt sind, reagieren aus der Sicht der Energetischen Psychologie mit einer energetischen Schwächung, was dazu führen kann, dass sie entweder weniger gut auf die Behandlung mit Energetischer Psychologie ansprechen oder dass ein bereits behandeltes Symptom wiederauftritt. In solchen Fällen sollte der Klient einem Arzt für Applied Kinesiology vorgestellt werden, damit dieser den Klienten auf körperliche oder substanzbedingte Störfelder untersuchen kann. Die klassische Schulmedizin besitzt keine Untersuchungsverfahren, mit denen man eine solche subtile Störung feststellen könnte.

5.4.8 Funktionelle Störungen (z. B. Switching)

Sollte eine neurologische Desorganisation (Switching) vorliegen, stört dies nicht nur die Funktionsfähigkeit des Muskeltests, sondern kann auch den Behandlungsfortschritt blockieren bzw. verlangsamen (siehe S. 49). Auch hier hilft z. B. die Überenergiekorrektur (Überkreuzübung, S. 71).

5.4.9 Pharmakologische Störungen (z. B. Neuroleptika, Benzodiazepine)

Viele Behandler aus dem stationären psychiatrischen Bereich berichten, dass die Energetische Psychologie bei Patienten, die hochdosierte Neuroleptika oder Benzodiazepine (gegebenenfalls auch Phasenprophylaktika wie Carbamazepin) erhalten, kaum oder wesentlich schlechter wirkt. Dies mag daran liegen, dass diese Patienten auf Grund der Medikation hinsichtlich ihrer Neuroplastizität eingeschränkt sind. So ist ja z. B. bei den Antipsychotika auf Grund ihrer dopaminantagonistischen Wirkung das Belohnungssystem funktional heruntergefahren (siehe Wirkhypothesen, S. 59). Patienten, die unter Methadonsubstitution stehen, scheinen erfahrungsgemäß jedoch von der Behandlung zu profitieren.

5.4.10 Körperliche Störungen (z. B. Krankheiten)

Auch körperliche Krankheiten haben natürlich einen Einfluss auf die neuronale Umstellfähigkeit und auf das Energiesystem. Somit kann ein fehlender Erfolg einer Behandlung mit Energetischer Psychologie seine Gründe auch hierin haben. In diesem Fall versteht es sich von selbst, dass der Klient einen Arzt konsultieren sollte, wenn möglich jemanden, der auch Erfahrung in Applied Kinesiology, Homöopathie oder funktionellen bzw. manualtherapeutischen Methoden hat.

6. Selbsterfahrung mittels Selbsthilfeanleitung[81]

Wenn Sie ein dysfunktionales bzw. Sie blockierendes Gefühl haben, das Sie verändern möchten, so notieren Sie es sich bitte auf einem leeren Blatt Papier, und konzentrieren Sie sich während der Anwendung der Klopftechnik immer wieder auf die zwei Ebenen:

- negative, dysfunktionale Emotionen
- dysfunktionale Kognitionen bzw. Glaubenssätze und Beziehungsmuster.

Wenn Sie z. B. Angst vor öffentlichen Auftritten haben – wir wollen diese Annahme einmal durchspielen – dann sollten Sie zum einen diese Angst und alle Ängste und anderen negativen Gefühle, die Sie dahinter vermuten, aufschreiben, etwa:

- Angst vor einem öffentlichen Auftritt
- Angst zu versagen
- Angst vor einem Black-out
- Angst, den Text zu vergessen
- Angst, die Kontrolle zu verlieren
- Angst, dass alle sehen, dass Sie Angst haben
- Angst, verrückt zu werden
- Angst, dass die Zuhörer Sie blöd finden
- Angst, sich hilflos zu fühlen
- Angst vor Schamgefühlen und Peinlichkeit
- Etc.

Und Sie können die selbstsabotierenden Gedanken, Selbstvorwürfe und Glaubenssätze aufschreiben, etwa:

- Öffentliches Auftreten ist gefährlich.
- Ich bin ein Idiot, dass ich Angst vor öffentlichen Auftritten habe.
- Andere können das eh besser als ich.
- Ich werde bestimmt von den Zuhörern angegriffen.
- Ich bin nicht gut genug vorbereitet.

- Ich habe es gar nicht verdient, meine Auftrittsangst zu überwinden.
- Die Zuhörer sind bestimmt netter zu mir, wenn ich unsicher und ängstlich bin.
- Etc.

Nun haben Sie sehr viel wirklich wichtiges diagnostisches Material gesammelt, also die betreffenden Gefühle und Glaubenssätze – was Ihnen zu verstehen hilft, wie Ihr aktuelles Problem (hier Auftrittsangst) zusammengesetzt ist und an welchen Stellen Sie Ihren Veränderungshebel ansetzen können.

6.1 Die 8 Schritte des emotionalen Selbstmanagements mittels Klopfen

Als erste Übersicht lesen Sie sich bitte auf den folgenden Seiten die ausführliche und genaue Beschreibung des emotionalen Selbstmanagements mittels Klopfen durch. Weiter unten finden Sie eine Kurzform für Ihren persönlichen emotionalen Selbstmanagementprozess (S. 87). Hier in der ausführlichen Beschreibung wird auch erklärt, welche Funktion die einzelnen Übungen haben, so dass verstehbar wird, warum Sie was genau machen.

Schritt 1: Konzentrieren Sie sich auf das Thema bzw. das Gefühl, das Sie verändern wollen (gegebenenfalls mittels der Problemaktivierungsprovokation, S. 21).

Schritt 2: Den Stress bzw. die Belastung einschätzen. Wie unangenehm ist dieses Gefühl auf einer Skala von 0 bis 10 *jetzt*? 0 bedeutet keinen Stress oder kein Unbehagen, und 10 bedeutet maximalen Stress bzw. maximales Unbehagen. Diese Einschätzung des Stresses können Sie nach jedem Klopfdurchgang, nach jeder Zwischenentspannung oder einfach zwischendrin immer wiederholen, um zu erkunden, was sich an Ihrem Thema schon geändert hat.

Schritt 3: Überkreuzübung und Fingerberührübung (das Gehirn fit machen für die Veränderung). Führt dazu, dass beide Hirnhälften besser miteinander kommunizieren.

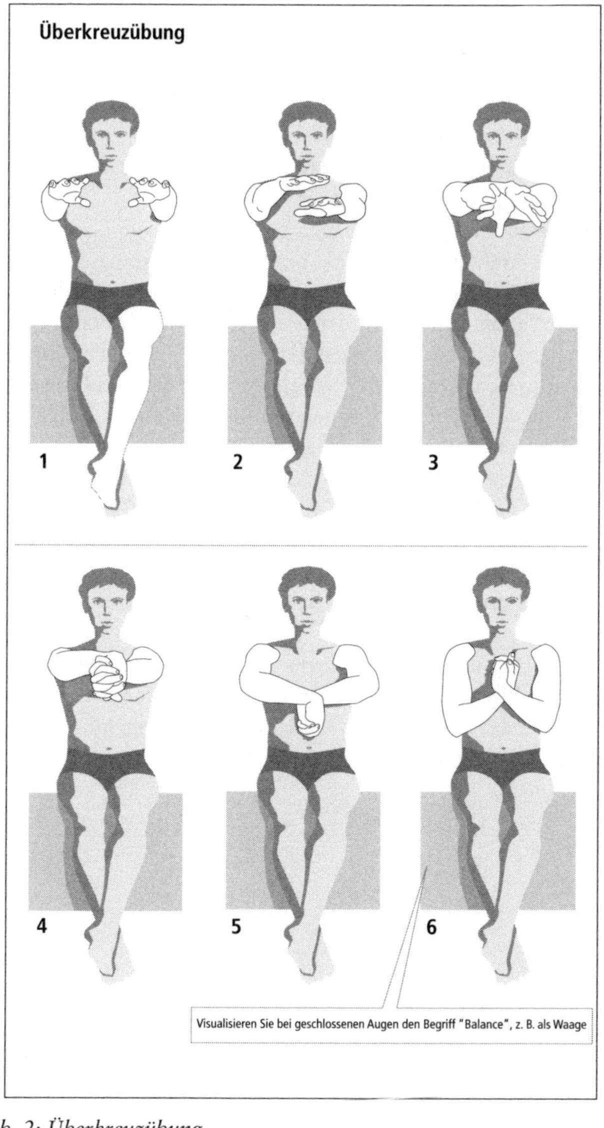

Abb. 2: Überkreuzübung

Überkreuzübung

Bei der Überkreuzübung sollten Sie darauf achten, dass sich die Positionen der Beine und Arme angenehm anfühlt. Bei den meisten Menschen ist dies der Fall, wenn der linke über dem rechten Knöchel liegt und der rechte Arm über dem linken liegt (siehe Abb. 2). Falls es bei Ihnen jedoch anders ist, so ist das völlig in Ordnung. Sie sollten jedenfalls eine für Sie angenehme Position einnehmen.

Wenn Sie zum Schluss die Augen geschlossen halten, sollten Sie sich ganz auf den Atem konzentrieren. Beim Einatmen sollte die Zunge den oberen Gaumen berühren, und beim Ausatmen sollte sie sich wieder lösen. Während der Übung können Sie sich vor dem inneren Auge eine ausbalancierte Pendelwaage vorstellen, um so dem Gehirn ein Bild von Balance zu präsentieren. Oder Sie imaginieren mit geschlossenen Augen eine liegende Acht. Sie können sich innerlich auch das Wort „Balance" sagen (um den auditiven Kanal zu aktivieren). Die Übung sollte ungefähr zwischen 30 Sekunden und zwei Minuten dauern.

Fingerberührübung

Die Fingerspitzenberührübung (siehe Abb. 3) ist eine Fokussierungs- und Zentrierungsübung. Sie soll dazu führen, dass Sie sich zentrierter, d. h. innerlich im Lot fühlen.

Die Ellenbogen liegen am Körper seitlich an, und die Zunge sollte wieder beim Einatmen den oberen Gaumen berühren und sich beim Ausatmen wieder lösen. Auch diese Übung sollte ungefähr zwischen 30 Sekunden und zwei Minuten dauern. Die Augen können geschlossen oder offen sein.

Fingerberührübung

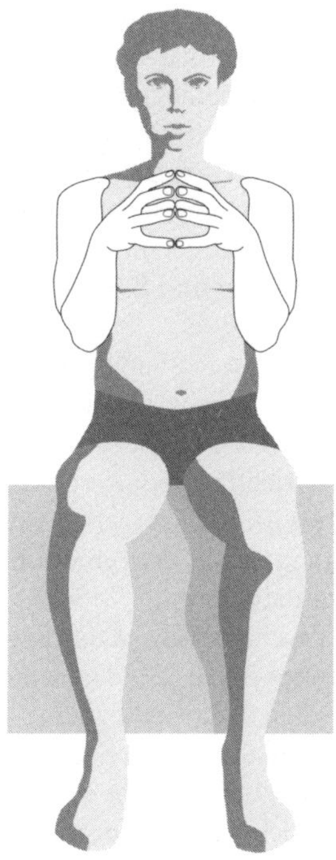

Abb. 3: Fingerberühr-Übung

Schritt 4: Selbstakzeptanzübung: „Auch wenn ich Stress vor öffentlichen Auftritten habe, liebe und akzeptiere ich mich so, wie ich bin." Dieser Satz wird dreimal laut ausgesprochen.

Mit der Selbstakzeptanzübung (siehe Abb. 4) werden selbstsabotierende Gedanken, Selbstvorwürfe und dysfunktionale Glaubenssätze bzw. Kognitionen und dysfunktionale Beziehungsmuster (linkes Brillenglas, siehe S. 102) verändert. Es werden dezidierte Selbstakzeptanzsätze, bezogen auf alle Aspekte des jeweiligen belastenden Themas, herausgearbeitet und laut ausgesprochen. Während des Aussprechens wird der sogenannte Selbstakzeptanzpunkt[82] gerieben (also nicht geklopft). Dies ist der einzige Punkt, der gerieben und nicht geklopft wird. Der Grund dafür liegt darin, dass es sich bei ihm nicht um einen Akupunkturpunkt handelt, sondern um einen körperlichen Reflexpunkt. Dieser Reflexpunkt liegt auf der linken Seite des Brustkorbs zwischen dem Schlüsselbein und der Brust und fühlt sich etwas schmerzhaft an, wenn man ihn reibt.

Auch nach der Selbstakzeptanzübung können Sie sich wieder fragen, wie hoch der Stress nun auf einer Skala zwischen 0 und 10 ist. Es kann nämlich durchaus sein, dass das negative Gefühl sich schon durch die Selbstakzeptanzübung deutlich reduziert hat. Fragen Sie sich lieber einmal mehr, wo der Stress gerade liegt, als einmal zu wenig. Denn die wiederholte Kontaktaufnahme mit dem emotionalen Stress hilft auch, die negativen Gefühle zu reduzieren.

In der Energetischen Psychologie wird der Selbstakzeptanzsatz dreimal hintereinander ausgesprochen. Da das dritte Mal von vielen Klienten häufig ohne innere Beteiligung gesprochen wird und da mir nicht einleuchten will, warum man den Satz dreimal aussprechen soll, bin ich die letzten Jahre dazu übergegangen, die Sätze nur zweimal aussprechen zu lassen. Es sei denn, ich schlage dem Klienten immer wieder neue Varianten des Satzes vor, um die verschiedenen psychodynamischen Aspekte des Themas auszuleuchten und aussprechen zu lassen, dann kann es auch sein, dass der Satz in Variationen sogar fünfmal oder sechsmal gesprochen wird.

Selbstakzeptanzpunkt

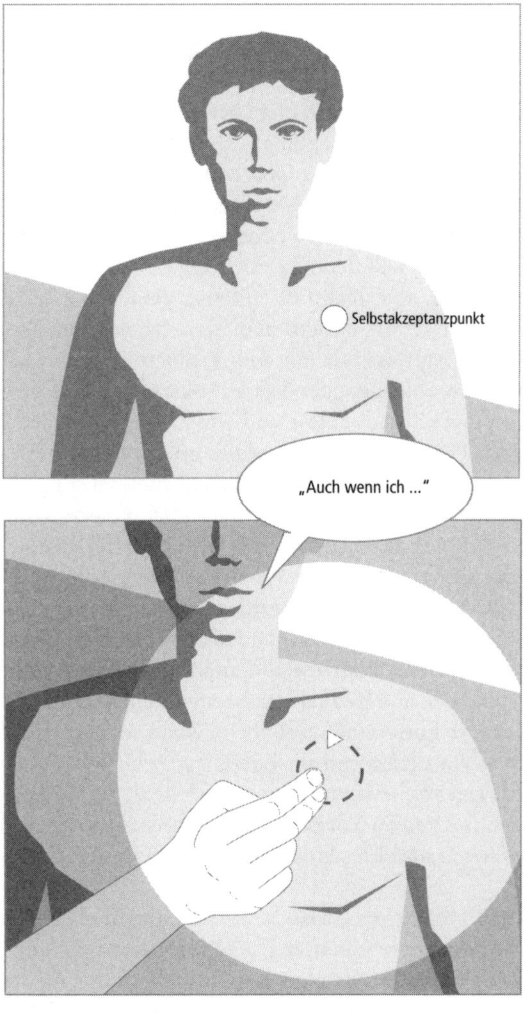

Abb. 4: Selbstakzeptanzpunkt

Bemerkungen zur Selbstakzeptanzübung: Die selbstakzeptierenden Aussagen haben immer die gleiche logische Struktur. „Auch wenn ich …, liebe und akzeptiere ich mich so, wie ich bin!" Ich liebe und akzeptiere mich *trotz* meiner Probleme, Einschränkungen und Unzulänglichkeiten bzw. *mit* ihnen.

Interessant an der Formulierung „liebe und akzeptiere ich mich" ist, dass sowohl Verstand („akzeptiere") als auch das Gefühl („liebe") angesprochen werden. Diese akzeptierende Selbstannahme wirkt quasi auf zwei Ebenen und immunisiert so gegen schwächende Selbstbeziehungsmanöver. Ganz nach dem Motto: „Wenn ich mich selbst akzeptiere und liebe, wer will denn da noch gegen mich sein?" Viele Menschen können sich aber nicht akzeptieren, gerade weil sie ja das Problem haben. Fatal daran, das Problem bzw. sich mit dem Problem nicht zu akzeptieren, ist, dass wir mit dem Problem ebenjenen Persönlichkeitsanteil in uns ablehnen, der dieses Problem hat. Wir lehnen also einen Teil von uns selbst ab. Nun sind wir schon geschwächt durch das Leid bzw. das Problem und setzen dann noch einen drauf.

Heilung hat immer etwas mit Ganzwerdung zu tun. Es mag zwar paradox erscheinen, aber ein Problem können wir erst dann lösen und loslassen, wenn wir akzeptieren, dass wir es auch haben.

Wir verbrauchen meist unendlich viel Energie dafür, unsere Probleme vor uns und der Welt zu verbergen. Das ist zum einen Energieverschwendung, und zum anderen macht gerade diese Tatsache, *nicht* zu unseren Problemen zu stehen, uns angreifbar. Wenn wir hingegen zu unseren Problemen und Unzulänglichkeiten stehen, brauchen wir keine Angst mehr vor Entlarvung zu haben. Wenn wir uns jedoch im Geheimen etwas vorwerfen und alle Energien darauf verwenden, nach außen makellos zu erscheinen, sind wir angreifbar. Wir geben somit dem Vorwurf der anderen im Voraus schon recht. Stehen wir zu uns mit unseren Schwächen und Einschränkungen, immunisieren wir uns gegen Angriffe.

Man kann beobachten, dass Menschen, die die Selbstakzeptanzübung häufig praktizieren, sich nach geraumer Zeit mehr annehmen, lieben und akzeptieren können, auch ohne explizit die Selbstakzeptanzübung durchzuführen, also auszusprechen. Es lohnt sich also, etwas Zeit zu investieren. Sie verändern so Ihre Grundhaltung sich selbst gegenüber, verbessern somit also Ihre Selbstbeziehung. Auch kann man die Beobachtung machen, dass nach häufiger Anwendung des emotionalen Selbstmanagements mittels Klopfen negative Gefühle nicht mehr solch eine anhaftende Wirkung in uns zu haben scheinen. Es lohnt sich also, viel zu klopfen, da Sie damit die *Klebrigkeit* negativer Gefühle verringern.

Schritt 5: Akupunkturpunkte beklopfen: An die negativen Dinge, die negativen Gefühle denken, sie sich intensiv vorstellen oder aussprechen (z. B.: „Meine Angst vor öffentlichen Auftritten ...“) und währenddessen die Akupunkturpunkte beklopfen.

Mit dem emotionalen Selbstmanagement mittels Klopfen werden also die negativen Emotionen (rechtes Brillenglas, siehe S. 102) reduziert. Dabei müssen Sie an das zu verändernde negative Gefühl *denken* und nacheinander die 16 Punkte (siehe S. 79) oder Ihre *Lieblingspunkte* beklopfen. Lieblingspunkte sind jene Punkte, die subjektiv besonders gut auf das Klopfen ansprechen bzw. an denen besonders viel passiert, also sich viel emotionales *Material* prozessiert. Es werden alle Meridiane im Sinne einer Gießkannentechnik beklopft, da wir ja nicht genau wissen, welche Körperpunkte bei Ihnen in diesem speziellen Fall besonders wirksam sind. Wir klopfen mit den Fingerkuppen bzw. Fingerenden des Zeige- und Mittelfingers der rechten oder linken Hand auf die jeweiligen Akupunkturpunkte. Je Punkt kann man zwischen fünf- und 25-mal klopfen (ca. zwei Schläge pro Sekunde). Es ist also gut, während des Klopfens darauf zu achten, an welchem Punkt gegebenenfalls eine besonders starke (positive) Reaktion oder Entspannung auftritt. An diesem intuitiv gefundenen (*Lieblings-*)Punkt könnten Sie dann bis zu mehreren Minuten klopfen. Bei diesem Vorgehen handelt es sich um das *intuitive Klopfen*. Sie schulen sich dabei zugleich, immer besser in sich hineinspüren zu können, was Sie für die kreative Nutzung Ihrer Intuition gut gebrauchen können.

Anstatt nur an das Thema zu denken, könnte es auch sinnvoll sein, das Thema an jedem Punkt neu zu *benennen,* also *auszusprechen*, z. B.: „Meine Angst, mich bei öffentlichen Auftritten zu blamieren.“ Hierbei ist es wichtig, das Problem möglichst konkret zu benennen.

Sie können entweder nur auf ein Gefühl, z. B. Angst, fokussieren oder, wenn mehrere Gefühle zu dem Thema gehören, gleichzeitig an mehrere Gefühle denken, z. B. zusätzlich Hilflosigkeit, Hoffnungslosigkeit etc. Sollte sich ein Gefühl nicht mit auflösen, sollten Sie den Klopfdurchgang ausschließlich mit diesem Gefühl wiederholen.

Sinn und Zweck des Aussprechens ist es, im Kontakt mit dem Problem zu bleiben, es sozusagen *am Köcheln* zu halten. Wenn Sie zu den Menschen gehören, die besser Kontakt zu einem Problem bekommen, wenn sie nur daran denken, dann sollten Sie ohne zu sprechen daran denken, während Sie sich beklopfen. Wenn Sie mehr Kontakt zum Problem bekommen, wenn Sie es laut aussprechen, dann sollten Sie das Problem benennen, während Sie sich beklopfen. Sie können auch experimentieren, was Ihnen besser gefällt, und das dann praktizieren. Vielleicht beobachten Sie auch unterschiedliche Vorlieben, z. B. bei einer Angst ist es für Sie besser, nur daran zu denken, und bei einer Wut sprechen Sie diese vielleicht lieber laut aus.

Nach jedem Klopfdurchgang können Sie sich fragen, wo auf der Stressskala zwischen 0 und 10 der Stress nun liegt.

Klopfpunkte

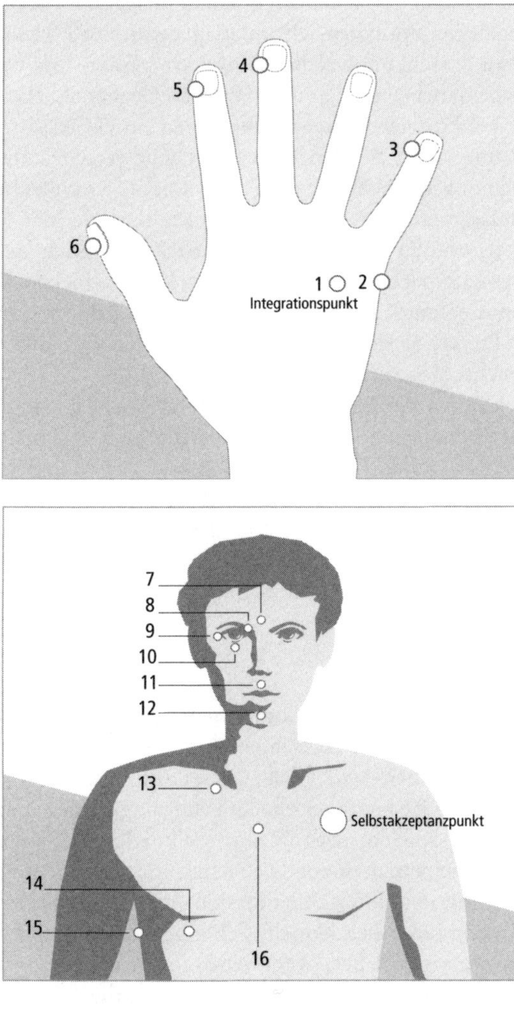

Abb. 5: Klopfpunkte

Die Meridian- und Akupunkturpunkte

Bei den 16 Punkten, die geklopft werden, handelt es sich um Akupunkturpunkte, die auf den Meridianen und Sammelgefäßen liegen. Für die Anwendung des emotionalen Selbstmanagements mittels Klopfen ist es nicht nötig zu wissen, um welche Akupunkturpunkte und welche Meridiane es sich dabei genau handelt. Ganz im Gegenteil, das Meridiansystem der Traditionellen Chinesischen Medizin (TCM) ist ein hochkomplexes und somit für den Ungeübten sehr verwirrendes System. Wir erlauben uns hier beim Klopfen eine radikale Komplexitätsreduktion und müssen nur wissen, wo die Punkte sind, die wir beklopfen. Ansonsten würde die Verwirrung über die Komplexität des Systems sich in das von uns zu entrümpelnde Thema hineinschieben. Das könnte den Entrümpelungsprozess stören. Wenn Sie genau wissen wollen, um welche Punkte es sich handelt, sollten Sie in der weiterführenden Literatur nachschlagen.[83]

Beim Beklopfen der Punkte achten Sie bitte sehr genau darauf, an welchen Punkten Sie eine besondere Erleichterung verspüren oder an welchen Sie das Gefühl haben, dass sich sehr viel Material: also Gedanken und Gefühle aktivieren lassen. An diesen Punkten (Lieblingspunkten) sollten Sie dann längere Zeit klopfen (mehrere Minuten oder bis nichts mehr passiert oder bis es Ihnen langweilig wird). Ansonsten reicht es, pro Punkt zwischen fünf- und 20-mal zu klopfen und dann zum nächsten Punkt zu wechseln.

Es reicht übrigens aus, die Punkte in einem Umkreis von ca. 5 cm zu treffen.

Auf welcher Körperseite geklopft wird, ist im Grunde auch gleich. Sie können mit den Seiten experimentieren und hineinspüren, ob sich die eine oder die andere Seite für Sie besser anfühlt oder ob dort mehr passiert. Auch die Reihenfolge scheint erfahrungsgemäß keine bedeutende Rolle zu spielen, wenngleich viele Klopfbuchautoren und Klopfanbieter meinen, man müsse eine bestimmte Reihenfolge einhalten. Ich habe mit den unterschiedlichsten Abfolgen gute Erfahrungen gemacht. Es empfiehlt sich jedoch, sich eine Reihenfolge anzueignen, damit man diese parat hat, wenn es drauf ankommt und man sie braucht. Hierfür bietet sich eine Reihenfolge an, die aus Sicht der Traditionellen Chinesischen Medizin am meisten Sinn ergibt und die deshalb auch in der PEP genutzt wird. Wir klopfen zuerst die Meridiane, die himmelwärts anfangen bzw. enden, das sind die Punkte an den Händen, da sich in der TCM der Meridianverlauf mit zum Himmel ausgestreckten Armen vorgestellt wird. Danach folgt der Kopf und zum Schluss der Rumpf.

Im Grunde haben aber immer Sie mit Ihrer Wahrnehmung recht. Wenn Ihnen bestimmte Punkte und eine bestimmte Reihenfolge guttun, dann haben Sie recht, und Sie sollten auch genau diese Punkte in dieser Reihenfolge klopfen. Wenn Sie sich mehrfach beklopft haben, Ihr Körper und Ihr Gehirn das Klopfen also kennen, kann es sogar ausreichen, einfach nur an die Punkte zu denken, während Sie gleichzeitig an die unangenehmen Gefühle und Themen denken.

Nach dem Klopfen der Akupunkturpunkte zur Reduktion der negativen Gefühle sollte man Pausen in Form der Zwischenentspannung einlegen. Dies sind Pausen, in denen Sie sich entspannen und in denen andere Hirnareale bezüglich des aktuellen Themas aktiviert werden können. Hierfür bietet sich eben die 9-G-Übung besonders gut an. Sollte sich Ihr emotionaler Stress nach einem Klopfdurchgang in Nichts aufgelöst haben, können Sie auch gleich eine Abschlussentspannung anschließen.

Hier liegen die Klopfpunkte (die Seite ist egal):

1. auf dem Handrücken zwischen dem Kleinfinger und dem Ringfinger
2. an der Handkante, und zwar dort, wo sich eine Falte bildet, wenn man eine Faust schließt – in Höhe des Kleinfingerknöchels
3. am Nagelfalz des Kleinfingers
4. am Nagelfalz des Mittelfingers
5. am Nagelfalz des Zeigefingers
6. am Nagelfalz des Daumens
7. zwischen den Augenbrauen (sogenanntes drittes Auge)
8. auf der Augenbraue am Innenwinkel
9. am Auge seitlich
10. unter dem Auge auf dem Jochbogen
11. unter der Nase
12. zwischen der Unterlippe und dem Kinn

13. etwa zwei Fingerbreit unterhalb des Schlüsselbeins im Zwischenrippenbereich
14. zwischen der Brust und dem Rippenbogen
15. unter dem Arm, etwa eine Handbreite unter der Achsel (kann man dort auch mit der flachen Hand beklopfen)
16. im oberen Drittel des Brustbeins.

In Abbildung 12 (S. 109) erfahren Sie, um welche Meridiane und Akupunkturpunkte es sich bei den Punkten handelt, was allerdings viele Anwender eher verwirrt. Der Vollständigkeit halber werden die Punkte dort jedoch aufgeführt.

Schritt 6: Zwischenentspannung (sozusagen eine Verschnaufpause, auch zur Aktivierung unterschiedlichster neuronaler Areale): Der Integrationspunkt auf dem Handrücken wird dabei fortlaufend beklopft, während wir Augenbewegungen machen, summen, zählen und wieder summen.

Bei der Zwischenentspannung sollten Sie die ganze Zeit über den Integrationspunkt auf dem Handrücken beklopfen, dann:

- die Augen schließen
- die Augen öffnen
- nach unten rechts schauen
- nach unten links schauen
- die Augen 360° rechtsherum kreisen lassen
- die Augen 360° linksherum kreisen lassen
- ein paar Töne oder eine Melodie summen
- von 7 rückwärts zählen oder eine Rechenaufgabe machen
- und wieder summen.

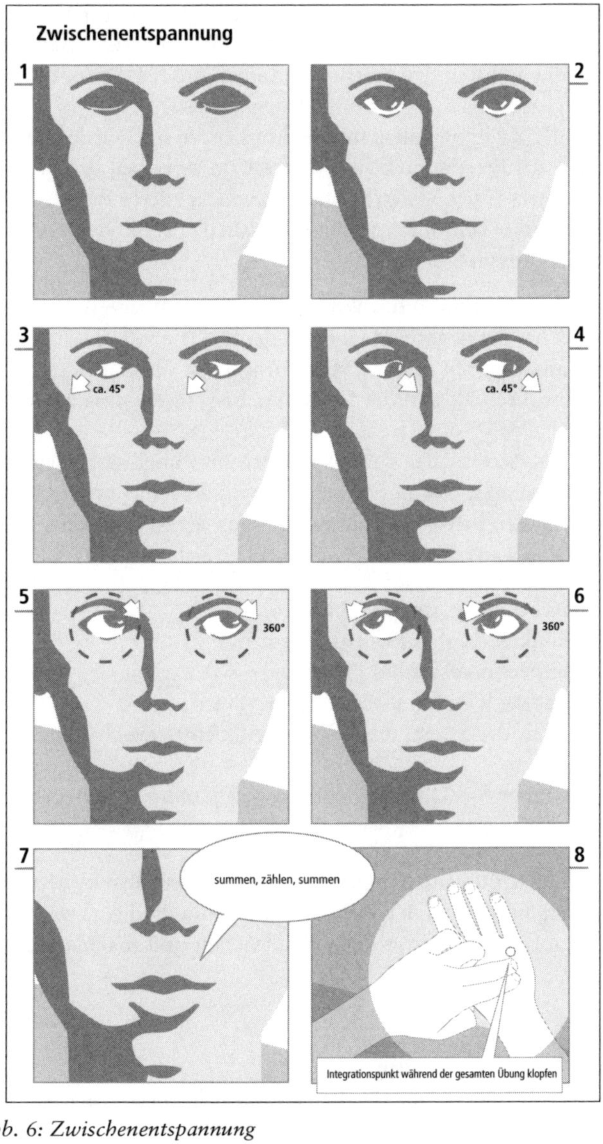

Abb. 6: Zwischenentspannung

Der Integrationspunkt und die unterschiedlichen neuronalen Aktivierungen helfen (laut EP), das bislang Erreichte auf verschiedene energetische Ebenen und in den Körper, vor allem unser Gehirn, zu integrieren.

Nach der Zwischenentspannung können Sie sich wieder fragen, wo der Stress auf Ihrer subjektiven Stressskala zwischen 0 und 10 liegt. Wenn der Stress über 3 liegt, können Sie wieder alle 16 Punkte bzw. Ihre Lieblingspunkte beklopfen, während Sie an das konkrete Problem denken bzw. es aussprechen.

Schritt 7: Akupunkturpunkte beklopfen: Wiederholung (siehe Schritt 5.) An die negativen Gefühle denken, sie sich intensiv vorstellen oder aussprechen (z. B.: „Meine Angst vor öffentlichen Auftritten ...“) und währenddessen die 16 Punkte bzw. Ihre Lieblingspunkte beklopfen.

Sollte der Stress oder das Unbehagen nun noch über dem Wert 3 sein, so können Sie das emotionale Selbstmanagement mittels Klopfen folgendermaßen fortsetzen, um den Rest an Stress bzw. Unbehagen zu reduzieren, bis auf der Skala der Wert 3 erreicht ist:

- Zwischenentspannung (Schritt 6)
- 16 Punkte klopfen (Schritt 5 bzw. nun 7)
- Zwischenentspannung (Schritt 6)
- 16 Punkte Klopfen (Schritt 5 bzw. nun 7)
- usw., bis der Stress, das Unbehagen kleiner/gleich 3 ist.

Danach können Sie dann die *Abschlussentspannung* (siehe Abb. 7) anwenden.

Schritt 8: Abschlussentspannung: Wenn Ihr Stress also kleiner/gleich 3 ist, klopfen Sie wie bei der Zwischenentspannung die ganze Zeit über den Integrationspunkt auf dem Handrücken und machen dabei Folgendes:

- die Augen schließen
- die Augen wieder öffnen
- mit den Augen einer vertikalen Linie folgend in etwa fünf Sekunden vom Boden bis zur Decke schauen

- zu den eigenen Augenbrauen oder Haarspitzen schauen und so etwa fünf bis zehn Sekunden nach oben schauen
- dann die Augen wieder schließen (weiter den Integrationspunkt auf dem Handrücken beklopfen)
- tief Luft holen
- und
- *genussvoll* und *geräuschvoll* ausatmen.

Bitte erst nach dem Ausatmen, also ganz zum Schluss, mit dem Beklopfen des Integrationspunktes auf dem Handrücken aufhören.

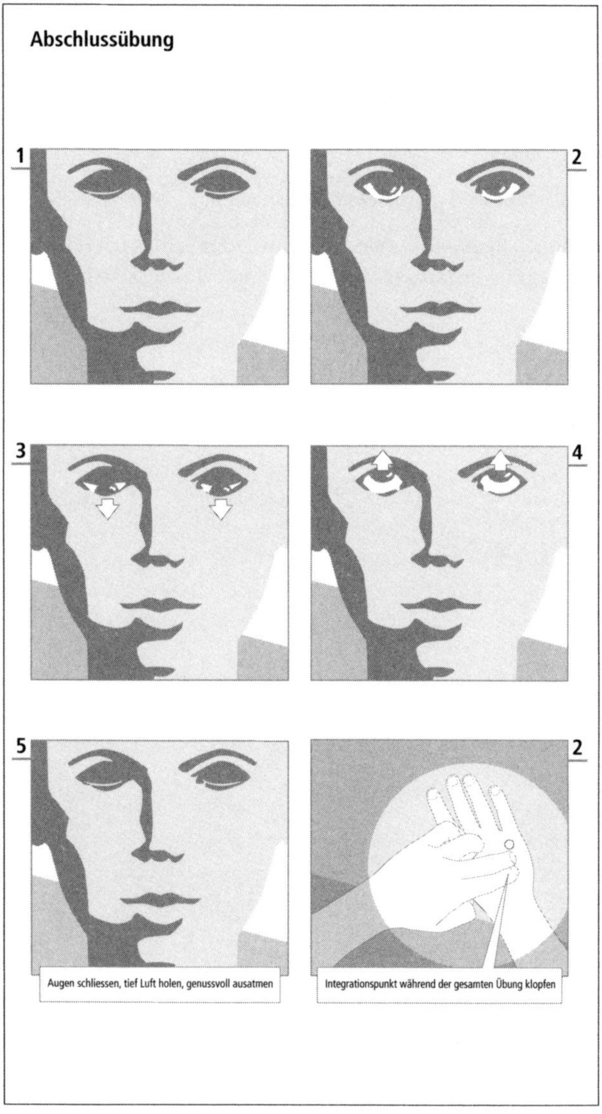

Abb. 7: Abschlussentspannung

6.2 Kurzform des emotionalen Selbstmanagements mittels Klopfen

Bitte schreiben Sie vor Beginn die zu dem jeweiligen Thema gehörigen negativen Gefühle und die einschränkenden Glaubenssätze, Selbstvorwürfe, Befürchtungen auf.

1. **Konzentrieren Sie sich auf das dysfunktionale Gefühl, das Sie verändern wollen.**
2. **Wie unangenehm fühlt es sich auf einer Skala von 0 bis 10 *jetzt* an?** (Notieren Sie das gegebenenfalls auf einem Blatt.) Im weiteren Verlauf können Sie sich nach jedem Teilschritt immer wieder fragen, wie hoch der subjektive Stress noch ist. Diese Stellen sind mit einem Stern (*) gekennzeichnet.
3. Überkreuz- und Fingerberührübung. *
4. Selbstakzeptanzübung: Auch wenn ich ..., liebe und akzeptiere ich mich so, wie ich bin. (Zweimal laut aussprechen) *
5. **Akupunkturpunkte beklopfen:** An die negativen Gefühle denken, sie sich intensiv vorstellen oder aussprechen (z. B.: „Meine Angst vor öffentlichen Auftritten ...") und währenddessen die 16 Punkte bzw. Ihre Lieblingspunkte beklopfen. *
6. **Zwischenentspannung:** Der Integrationspunkt auf dem Handrücken wird fortlaufend beklopft, während wir Augenbewegungen machen, summen, zählen und wieder summen. *
7. **Akupunkturpunkte beklopfen:** An die negativen Dinge denken, sie sich intensiv vorstellen oder aussprechen (z. B.: „Meine Angst vor öffentlichen Auftritten ...") und währenddessen die 16 Punkte bzw. Ihre Lieblingspunkte klopfen. *
8. Wenn der Stress kleiner/gleich 3 ist, erfolgt die **Abschlussentspannung.** * Wenn der Stress noch über 3 ist, können Sie abwechselnd die Akupunkturpunkte beklopfen und im Wechsel die Zwischenentspannung wiederholen (gegebenenfalls mehrfach).

Wenn Sie mehr Erfahrung mit den jeweiligen Übungsschritten haben, können Sie dazu übergehen, einzelne Übungsteile isoliert für sich anzuwenden. Sie können sogar situationsgerecht auswählen. Man könnte z. B. vor einem öffentlichen Auftritt oder einer Präsentation nur die Überkreuzübung machen, da sie aussieht wie eine Dehnübung und in der Öffentlichkeit nicht ganz so kulturfremd wirkt wie das eigentliche Beklopfen. Außerdem führen einige Übungen, wie z. B. die Selbstakzeptanzübung, zu einem generellen selbstwertsteigernden Umdenken und einer Verbesserung der Selbstbeziehung.

6.3 Wenn das emotionale Selbstmanagement mittels Klopfen nicht ausreichend funktioniert

Sollten die beschriebenen Techniken zum emotionalen Selbstmanagement die dysfunktionalen Gefühle nicht hinreichend reduzieren, liegt dies wahrscheinlich an einem der folgenden dysfunktionalen Beziehungsmuster, den *Big-Five-Lösungsblockaden*:

1. Sie machen sich einen Selbstvorwurf.
2. Sie machen (immer noch) einem anderen Menschen einen Vorwurf.
3. Sie verharren noch in einer Erwartungshaltung (einem anderen Menschen gegenüber), von der Sie sich noch nicht gelöst haben.
4. Sie schrumpfen innerlich, fühlen sich also kleiner, hilfloser, abhängiger, als Sie in Wirklichkeit sind
5. Sie haben eine unbewusste Loyalität gegenüber (Ihnen nahestehenden) Menschen, die (auch) nicht erfolgreich, gesund oder glücklich sein konnten, wollten oder durften.

Die Big-Five-Lösungsblockaden sind übrigens die besten Mittel zur Konservierung *negativer Gefühle und psychischer Symptome.*

Zumeist wirft man sich beim Selbstvorwurf allerdings etwas vor, was man in dem entsprechenden Moment gar nicht anders gekonnt oder gewollt hat. Auch Vorwürfe, die wir anderen, z. B. unseren Eltern, Lehrern, Vorgesetzten, Partnern oder Kollegen, gegenüber machen, haben häufig eine massive selbstschwächende Wirkung. Machen wir nämlich anderen Menschen Vorwürfe – dass sie uns z. B. Unrecht angetan haben –, kann es sein, dass wir uns dadurch selbst wieder zum Opfer machen und somit schwächen. Die therapeutische Strategie bei Selbstvorwürfen und bei Vorwürfen anderen gegenüber ist zunächst wieder die Selbstakzeptanz und das Verzeihen bzw. die Verantwortung beim anderen zu belassen.

Wie Sie möglicherweise noch vorhandene Selbstvorwürfe oder Vorwürfe anderen gegenüber auflösen können, sehen Sie auch in Arbeitsblatt 1 und 2 im Anhang (S. 105/107).

Sie könnten auch einfach nur mal für ein paar Stunden so tun, als würden Sie sich bzw. demjenigen, dem Sie einen Vorwurf machen, verzeihen, und neugierig reinspüren, welchen Unterschied das für Sie macht.

Bei eigener realer Schuld geht es natürlich immer erst darum, die Verantwortung für das Getane zu übernehmen. Ferner ist es wichtig, für einen Ausgleich zu sorgen, d. h., sich um Wiedergutmachung zu bemühen bzw. irgendetwas Gutes in die Welt zu bringen, das vielleicht als *Ausgleich* dienen könnte. Falls die Schuldgefühle dann immer noch quälend sein sollten, kann man sie mittels der beschriebenen Selbstakzeptanz- und Verzeihübung behandeln.

6.4 Strategien zur Steigerung des Wohlgefühls

Meist verlieren die dysfunktionalen Gefühle allein durch die Reduktion des emotionalen Stresses und durch die Transformation möglicherweise vorhandener dysfunktionaler Kognitionen bzw. Glaubenssätze und Beziehungsmuster ihre negativen Energien. Die Themen fühlen sich dann meist schon hinreichend gut an. Wenn sich ein Thema jedoch noch nicht stabil anfühlt oder wenn die Zuversicht noch zu gering ist, dass das Problem gelöst bleibt, dann könnte man noch eine positive Veränderung der Sicht auf das jeweilige Thema durchführen.

Hierfür sind zwei Übungen hilfreich, mit denen Sie zum einen stärkende und energiespendende Selbstaussagen in Form einer Affirmation aussprechen und zum anderen eine positive Zielvision, also ein positives Zielbild bezüglich des Themas, im Gehirn verankern können.

Diese Affirmationen sollten in einer sehr bildhaften Sprache formuliert werden, damit man entsprechende Bilder imaginiert. Alles, was wir imaginieren, hat in unserem Gehirn bekanntlich eine größere Präsenz als nur Verbales. In bildhaften Sätzen steckt meist eine große Energie, die wir spüren können. Gute, selbststärkende Affirmationen verwenden meist starke Wortbilder, die, genauso wie in der Lyrik, eben meist starke Gefühle aktivieren. Sie sollten unbedingt darauf achten, dass diese Affirmationen für Sie persönlich stimmen, sich also gut anfühlen und Energie freisetzen. Alles andere sind Kopfgeburten, die keinerlei Wirkung haben. Historisch gesehen, hat auch der Schlachtruf eine ähnliche (sich z. B. selbst Mut machende) Bedeutung.

6.4.1 Damit es sich noch etwas besser anfühlt

Um den Bereich, in dem bislang das negative Gefühl geherrscht hat, mit positiven Assoziationen *anzufüllen*, könnten Sie sich also einen für Sie stimmigen und attraktiven Satz ausdenken, der Ihnen Energie, Zuversicht und Selbstvertrauen gibt. Er sollte die Anwesenheit von etwas Gewünschtem beinhalten und gegebenenfalls eine Ich-Aussage sein, z. B.:

„Ich glaube an mich."

Oder:

„Ich habe etwas Interessantes zu erzählen."

Es kann sich noch besser anfühlen, wenn man dem Satz noch etwas voranstellt. Nämlich den Startschuss „Ab jetzt ...", also:

„Ab jetzt glaube ich an mich."

Oder:

„Ab jetzt mache ich mir klar, dass ich etwas Interessantes zu erzählen habe."

Man könnten auch einen Satz aussprechen, in dem eine positive Absicht formuliert wird, z. B. dass man eine aktive Entscheidung treffen werde, und den Zusatz „... entscheide ich (mich)" hinzufügen. Also dann:

„Ab jetzt entscheide ich mich, an mich zu glauben."

Oder:

„Ab jetzt entscheide ich, dass das interessant ist, was ich zu erzählen habe."

Diesen individuell stimmigen und selbstbestärkenden Satz, also diesen positiven stärkenden Glaubenssatz, der wie ein Werbeclaim in eigener Angelegenheit klingt, könnten Sie auch laut aussprechen, während Sie die vier Aktivierungspunkte (siehe unten) beklopfen. Bitte achten Sie bei der Formulierung solcher positiven Sätze unbedingt darauf, dass sie sich für Sie wirklich stimmig anfühlen.

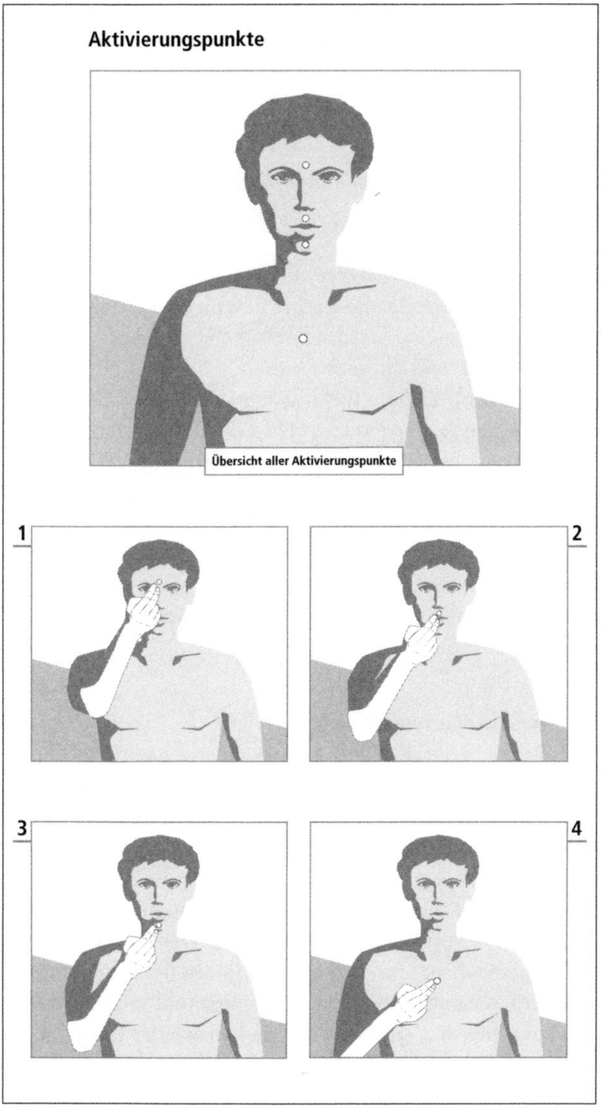

Abb. 8: Übersicht über die vier Aktivierungspunkte

Die positiven, energetisch stärkenden Affirmationen kann man auf unterschiedliche Weisen acht Wochen lang (!) zweimal täglich (!) in seinem Gehirn verankern:

- Laut aussprechen
- Sich im Spiegel anschauen und sie dabei laut aussprechen.
- Die vier Aktivierungspunkte beklopfen und sie dabei laut aussprechen.
- Sie anderen Menschen gegenüber (also vor Zeugen) laut aussprechen, entweder isoliert ganz bewusst oder die Sätze im Alltag einfach in einem Gespräch einfließen lassen.
- Immer wieder aufschreiben.
- Als Ergänzung eines angefangenen Satzes aufschreiben, z. B.: „Ab jetzt glaube ich an mich, *weil* ...!“ Dabei rufen Sie durch das „weil“ quasi in sich hinein und bekommen von Ihrem Unbewussten positive Antworten, die die neuen, guten Selbstwerbeclaims aktivieren und unterstützen.
- Aufschreiben und sichtbar aufhängen, z. B. auch als Bildschirmschoner einsetzen.
- Auf andere Art und Weise die positiven selbstbezüglichen Werbeclaims aktivieren.

6.4.2 Die Aktivierungspunkte

Die in Abbildung 8 dargestellten vier Aktivierungspunkte[84] werden dafür genutzt, positive Affirmationen und selbstwertstärkende Glaubenssätze zu verankern. Sie liegen auf den beiden Hauptenergiebahnen des Menschen, die historisch auch als *Wundermeridiane* bezeichnet worden sind.[85]

Der obere Punkt wird auch *Drittes Auge* genannt und ist zuständig für die Integration von Verstand und Gefühl. Der Punkt unter der Nase soll das Alltagsbewusstsein stärken. Der Punkt unter der Unterlippe ist dafür bekannt, dass er *vertrocknetes* Denken und stagnierende Gedanken wieder verflüssigt, so dass das Denken wieder klarwerden kann. Der Punkt auf dem oberen Drittel des Brustbeins liegt direkt über der Thymusdrüse, einem Organ, das als eine Art Hauptpunkt oder Hauptschalter für das Energieniveau des Menschen beschrieben ist.[86] Aus

Sicht der Traditionellen Chinesischen Medizin ist er ein Punkt, an dem negative Glaubenssätze überwunden werden können und sich positive Glaubenssätze stärken lassen.

6.4.3 Integration des Zielbildes und Zielbildaktivierung

Nach der Aktivierung und dem lauten Aussprechen der positiven Affirmation können Sie noch ein positives Zielbild verankern. Sie können sich das gewünschte Ziel oder wie Sie sich den Umgang mit dem gerade behandelten entstressten Thema in Zukunft vorstellen bzw. wie Sie sich bezüglich dieses Themas erleben möchten, visuell vorstellen, also imaginieren. Dabei sollten sie mit den Augen ca. 45° nach oben schauen und gleichzeitig den Integrationspunkt auf dem Handrücken beklopfen (ca. 30 Sekunden bis zwei Minuten lang). Sie können sich z. B. im Falle einer Auftrittsangst nun vorstellen, wie Sie eine Rede halten und sich dabei so richtig wohl und kompetent fühlen. Spielen Sie bitte auch durch, wie Sie mit Fehlern und Pannen auf eine kreative und für Sie stimmige Art und Weise umgehen möchten. Dies ist wichtig, da es Fehler und Pannen immer geben wird, wir also gut beraten sind, wenn wir eine angemessene Umgangsweise dafür entwickeln.

6.4.4 Integrationspunkt

Der Integrationspunkt auf dem Handrückenpunkt ist ein Akupunkturpunkt, der verschiedene energetische Bereiche verbindet und der auch für eine kreative Gestaltung und für optimale Zielvisionen in der Zukunft hilfreich ist.[87] Deshalb nutzen wir diesen Punkt, um die *gewünschten Ziele zu imaginieren* und sie für unsere Wahrnehmung lebendiger, energiegeladener und somit erreichbarer werden zu lassen. Wie man sich als Selbstanwender von emotionalem und kognitivem Ballast selbst befreien kann, habe ich in dem Buch *Feng Shui gegen das Gerümpel im Kopf. Blockaden lösen mit Energetischer Psychologie*[88] ausführlich beschrieben. Wie man sein Lampenfieber überwinden kann, ist in *Klopfen gegen Lampenfieber. Sicher auftreten, vortragen, präsentieren*[89] dargelegt. Für Klienten empfielt sich auch die kleine Klopfanleitung für die Westentasche (Bohne, 2010b). Das faszinierende an den EP-Techniken ist eben auch das Selbstbehandlungspotenzial.

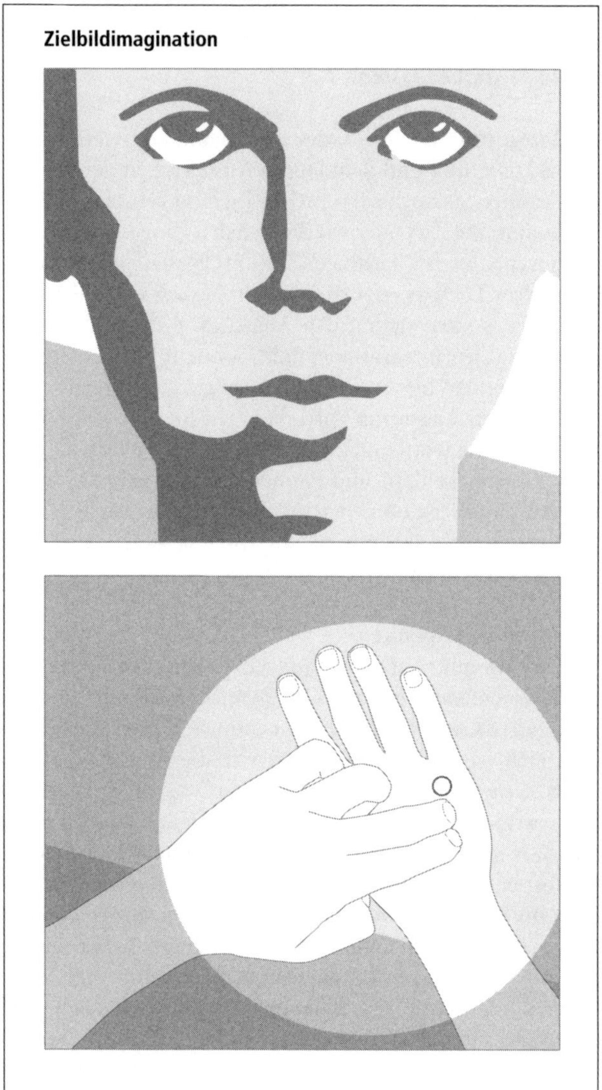

Abb. 9: Zielbildimagination

7. Von der Technikorientierung zur Prozessorientierung[90]

Die Ausbildung von einigen Hundert Psychotherapeuten in Energetischer Psychologie wie auch meine Erfahrung in der Behandlung von weit mehr als 1000 Klienten und Workshopteilnehmern mittels EP-Techniken bei mehr als 20 000 durchgeführten Interventionen haben mir gezeigt, dass es im Wesentlichen darauf ankommt zu verstehen, wann und bei welchen psychodynamischen, unbewussten bzw. systemisch wesentlichen Themen und Aspekten man klopft, und nicht so sehr, *wo* genau geklopft wird.

Wenn man sämtliche Klopftechniken betrachtet, fällt auf, dass sie allesamt eine sehr ausgeprägte Technik- und Protokollorientierung aufweisen. D. h., die Technik schreibt den genauen Behandlungsablauf sehr dezidiert vor. Es gibt Protokolle für alle möglichen Indikationen (Traumaprotokoll, Zwangsprotokoll, Angstprotokoll etc.), und die Vertreter der einzelnen Techniken behaupten nicht selten, dass *ihre Klopfabfolge* oder *ihre spezielle Art, an die betreffenden Klopfpunkte zu gelangen*, deutliche Vorteile gegenüber den andern Techniken hätten.

Ob es tatsächlich einzelne Klopfabfolgen und Akupunkturpunkte gibt, die anderen überlegen sind, wird die Therapieforschung der nächsten Jahre zeigen müssen. Die praktische Erfahrung und die Auswertung von Hunderten von Supervisionsfällen haben ergeben, dass bei unzureichender Wirksamkeit den Anwendern meist nicht klarwar, wo genau sich die Blockaden im therapeutischen Prozess befunden haben und welche Rolle diese Blockaden in der Psychodynamik, im Unbewussten bzw. im System des Klienten spielten. Nicht selten waren auch Anliegen und Auftrag des Klienten nicht klar erfragt worden. Meist jedoch war eine der Big-Five-Lösungsblockaden (S. 64) vorhanden. Auch in den Fortbildungskursen zeigte sich immer wieder, dass in den Fällen, in denen das Klopfen allein nicht wirkte, meist eine der Big-Five-Lösungsblockaden die Ursache war. Somit erschien es von zentraler Bedeutung, ein dem Klopfen übergeordnetes System zu etablieren, das den Erfolg einer Behandlung mit größerer Wahrscheinlichkeit gewährleistet.

Da viele Psychotherapeuten in Deutschland in psychodynamischen Grundlagen ausgebildet sind sowie hypnotherapeutisch und systemisch sozialisiert sind, arbeiten auch viele von ihnen bezüglich Prozessorientierung auf einem sehr hohen Niveau. Nicht wenige dieser Kollegen haben mich daraufhin angesprochen, dass ihnen die Klopftechniken zu technisch seien. Deshalb sah ich mich dazu veranlasst, einen prozessorientierten *Anwendungsmodus* der Energetischen Psychologie zu beschreiben, die bereits oben schon erwähnte Prozessorientierte Energetische Psychologie (PEP).

Die Lehrtätigkeit der letzten Jahre in der Energetischen Psychologie hat mir auch gezeigt, dass gutausgebildete Psychotherapeuten, Coachs und Ärzte bei neuen Techniken sehr darauf achten, dass diese sich gut in das bewährte therapeutische Arbeiten integrieren lassen. Deshalb geht es bei der PEP vor allem darum, die hochwirksamen einzelnen Tools und Techniken aus der Energetischen Psychologie und einige andere Tools *prozessorientiert, kreativ* und *organisch* in die bekannten Behandlungssettings und Psychotherapiemethoden *zu integrieren.* Hierbei stellen das bifokale Modell, die Big-Five-Lösungsblockaden und der Kognitions-Kongruenz-Test (KKT, siehe Bohne 2010a, S. 65) eine enorme Erleichterung beim Auffinden der psychodynamisch und klinisch relevanten Aspekte dar.

Damit eine optimale prozessbeschleunigende Wirkung erlangt werden kann, wird in der PEP großer Wert darauf gelegt, sehr nah an den verbalen und nonverbalen Äußerungen des Klienten orientiert den therapeutischen Prozess quasi durch eine Art *bifokaler Brille* (S. 102) zu betrachten und demgemäß prozess- und zeitnah zu intervenieren. Der Prozess hat bei der PEP immer Vorrang vor der Technik. Die Diagnostik und die Intervention der PEP setzen (auch bei lösungsorientierter Grundhaltung) konsequent an den *dysfunktionalen Emotionen* und den dy*sfunktionalen Kognitionen, Beziehungsmustern bzw. unbewussten Programmierungen* (wie z. B. Loyalitäten) an. Somit bleibt das gesamte Wissen der hypnotherapeutischen, psychodynamischen, verhaltenstherapeutischen, systemischen oder anderen Methoden relevant und nutzbar. Auf Grund der in der gesamten Energetischen Psychologie benutzten völlig neuen Terminologien und energetischen Erklärungsmodelle hat man dagegen bei allen Klopftechniken (siehe auch Bohne 2010a, S. 26) zunächst den Eindruck, dass es sich gegenüber den bekannten Psychotherapiemethoden und -techniken um etwas völlig Neues und anderes handelt. Dass dies nicht so ist, konnte in der vorliegenden Einführung hoffentlich etwas veranschaulicht werden. Wir bewegen uns in der Energetischen Psychologie im Grunde jedoch noch immer auf dem Boden abendländischer psychotherapeutischer (also psychodynamisch-hypnotherapeutisch-systemisch-kognitiv-behavioraler) Grundannahmen und finden vieles wieder, das uns auch bei EMDR und in der modernen Traumatherapie begegnet. Wir fügen lediglich die Stimulation des Körpers über das Meridiansystem und eine multiple neuronale Stimulation hinzu. Diese Kombination scheint jedoch eine sehr segensreiche zu sein. Wenn man die Anwendungserfahrungen Hunderter von Psychotherapeuten und Tausender autodidaktischer Selbstbehandler berücksichtigt, wenn man die meist hinsichtlich ihres Studiendesigns bislang zwar nicht qualitativ überzeugenden, aber dennoch beeindruckenden vorliegenden Studien[91] berücksichtigt und wenn man auch noch bedenkt, dass zurzeit im Bereich der Selbsthilfeliteratur die Selbstbehandlungsbücher der Energetischen Psychologie eine immer größere Beliebtheit erlangen, dann kommt man fast nicht umhin, die Energetische Psychologie als eine der spannendsten Zusatztechniken des beginnenden 21. Jahrhunderts zu beschreiben – auch wenn ihre Wirksamkeit aus wissenschaftlicher Sicht beileibe noch nicht hinreichend bestätigt ist.

In der PEP werden Tools und Interventionsstrategien aus verschiedenen bereits bekannten und gut beschriebenen Klopftechniken wie z. B. EFT[92], NAEM[93], EDxTM[94] oder TFT[95] genutzt. Alle diese Techniken haben Vor- und Nachteile, sie werden bei der prozessorientierten Arbeitsweise in den Dienst des Behandlungsprozesses gestellt, so dass es nicht zu einem technikorientierten Arbeiten, sondern zu einer prozessorientierten Behandlung kommt. Der Nachteil der meisten Klopftechniken liegt einerseits darin, dass sie durch den Einsatz des Muskeltests und des Klopfens ein ungewohntes, sehr technisch anmutendes Arbeiten darstellen, was von vielen Psychotherapeuten als unvereinbar mit dem klassischen psychotherapeutischen Setting und den bisherigen Methoden erlebt wird, andererseits darin, dass es sich bei einigen Techniken, so z. B. bei EFT, eher um eine Selbsthilfetechnik handelt, was dazu führt, dass verschiedene Symptome und Probleme eher undifferenziert nach immer gleichem Muster durchgeklopft werden. So groß dieser Nutzen für die Selbstanwendung ist, so störend kann die schematische Durchführung dieser Techniken in einer differenzierten psychotherapeutischen Behandlung sein.

Bei der PEP wird ganz zeit- und prozessnah interveniert. Nach den einzelnen Interventionen ist man jeweils wieder offen für das, was entsteht. Wenn während einer Klopfabfolge ein Glaubenssatz einschießt, wird er direkt bearbeitet; wenn starke negative Gefühle aufkommen, wird direkt auf sie fokussiert, und währenddessen werden die Akupunkturpunkte beklopft. Wenn eine Ressource auftaucht, wird sie prompt verstärkt. Wenn es sich anbietet, eine humorvoll-provokative Intervention anzuwenden, dann wird dies spielerisch integriert. Da das Procedere bei der Energetischen Psychologie ohnehin von den meisten Menschen als ungewöhnlich, ja bisweilen skurril empfunden wird, lassen sich provokative und humorvolle Interventionen wesentlich besser platzieren als in konventionellen Gesprächsverläufen.

Eine ärztliche Kollegin hat genug von der Arbeit in der Klinik, sie möchte die Klinik verlassen und am liebsten direkt eine Privatpraxis eröffnen, da ihr eine Kassenpraxis als eine lediglich etwas andere Form der Versklavung vorkommt. Der anstehende Wechsel in die Freiberuflichkeit mobilisiert bei ihr jedoch erhebliche Existenz- und Versagensängste. Diese Ängste liegen auf der Stressskala bei 8. Es meldet sich sofort ein Glaubenssatz: „Mit einer Privatpraxis kann man nicht überleben." Ich lade sie ein, zunächst an die Ängste zu denken und die 16 Punkte (PEP) nacheinander zu beklopfen und dabei genau darauf zu achten, bei welchem Punkt sich gegebenenfalls eine besondere Erleichterung zeigt bzw. an welchen Punkten viel passiert. Bereits das Klopfen auf dem Mittelfinger zeigt eine deutliche Erleichterung. Nach wenigen Klopfpunkten meldet sich wieder ihr Glaubenssatz, dass man mit einer Privatpraxis nicht überleben könne. Ich lud sie ein, mittels der Selbstakzeptanzübung folgende Affirmation zweimal in leicht abgewandelter Form laut auszusprechen:

- „Auch wenn *ich glaube*, dass ich mit einer Privatpraxis nicht überleben kann, liebe und akzeptiere ich mich so, wie ich bin."
- „Auch wenn *ein Teil von mir glaubt*, dass ich mit einer Privatpraxis nicht überleben kann, liebe und akzeptiere ich mich so, wie ich bin."
- „Auch wenn *ich wirklich* mit einer Privatpraxis nicht überleben kann, liebe und akzeptiere ich mich so, wie ich bin."

Auf die anschließende Frage, welche Formulierung für sie am stimmigsten gewesen sei, antwortet sie, was übrigens viele Klienten tun, dass es die dritte Variante gewesen sei. Es handelt sich also um eine wirkliche Überzeugung. Sie berichtet sodann auch von mehreren Kollegen, die mit einer Privatpraxis nicht klargekommen waren. Es folgt *(prozessnah)* die Affirmation (zweimal):

- „Auch wenn mir zurzeit nur Leute einfallen, die es nicht geschafft haben, erfolgreich zu sein, liebe und akzeptiere ich mich so, wie ich bin."

Dabei musste sie lachen und äußerte, dass ihr ein Spruch ihrer ängstlichen Mutter eingefallen sei, die auch immer davor gewarnt hatte, sich aus dem schützenden Rahmen der Institution zu entfernen. Es folgen direkt Varianten der Affirmation zu diesem Thema:

- „Auch wenn ich Ängste in mir trage, die eigentlich zu meiner Mutter gehören, liebe und akzeptiere ich mich so, wie ich bin."
- „Auch wenn ich mich durch die übernommenen Ängste meiner Mutter noch immer in meiner Freiheit einschränke, ..."

Und da der Rapport sehr gut war, ich das Gefühl hatte, dass eine humorvoll-provokative Intervention passen könnte, folgte als Steigerung:

- „Auch wenn ich noch immer die brave Tochter bin, die sich durch die Ängste ihrer Mutter davon abhalten lässt, ihren eigenen Weg zu gehen, ..."

Nun äußerte sie echauffiert, dass sie nicht einsehe, sich weiterhin von den Ängsten ihrer Mutter bestimmen zu lassen. Ich sagte nun aus der Position des Advocatus Diaboli heraus – im Sinne einer paradoxen Intervention –, dass man doch aber im sicheren Schoß der Klinik geborgener sei und dass es wirklich kompliziert sei, eine Privatpraxis zu eröffnen, und dass man da eine Menge an Dingen beachten müsse, die bei einer quasischeinselbständigen Kassenpraxis ohne Belang seien. Daraufhin fielen ihr nun plötzlich einige Kolleginnen ein, die sich recht erfolgreich direkt mit einer Privatpraxis niedergelassen hatten. Außerdem brachte sie einige wirklich überzeugende Ideen vor, die dafür sprachen, dass sich ein solcher Schritt relativ zeitnah auszahlen könnte – als plötzlich ein weiterer dysfunktionaler Glaubenssatz auftauchte: „Ich könnte krank werden, und dann gerate ich in Existenznot." Nun folgte sofort als Intervention (zweimal):

- „Auch wenn ich Angst habe, krank zu werden und in Existenznot zu geraten, liebe und akzeptiere ich mich so, wie ich bin."

Danach kam ein Gefühl von Einsamkeit auf, das wir direkt mittels Beklopfen der Akupunkturpunkte angingen. Unter dem Klopfen verwandelte sich das Gefühl der Einsamkeit in Hoffnungslosigkeit, dann in Verunsicherung, und schließlich kam ein Gefühl von positiver Neugier auf. An einem solchen Punkt nutzen wir gewöhnlich diese Ressource, und ich schlug eine positive Affirmation bezüglich der Neugier vor. Nach einigem Herumfeilen entstand die von ihr als sehr befreiend erlebte Affirmation:

- „Jetzt gehe ich meinen eigenen Weg und bin neugierig, was ich dabei so alles entdecke."

Während sie diesen selbstbezüglichen Werbeclaim laut aussprach, beklopfte sie die vier Aktivierungspunkte für positive Affirmationen. Darauf folgte die Zielbildvisualisierungsübung, während sie den Dreifachen Erwärmer beklopfte und mit den Augen etwas nach oben schaute, begleitet von meiner Einladung, neugierig darauf zu sein, auf welche Weise sie sich in der Zukunft sehen könne und wie sie ihren Weg und ihre Selbständigkeit gut angehe.

Nun kam es zu einer sehr berührenden Szene, da sie Kontakt zu dem Gefühl bekam, sich wirklich frei zu fühlen und selbstbestimmt ihren eigenen Weg zu gehen. Jetzt war es ihr nicht mehr so wichtig, schnell erfolgreich zu sein.

Nach kurzer ruhiger Phase kam wieder etwas Unruhe auf, und es war zunächst nicht klar, woran dies lag. Auf die gezielte Nachfrage nach den Big-Five-Lösungsblockaden zeigte sich, dass sie noch eine Erwartungshaltung in Richtung ihres jetzigen Chefs hatte, und zwar, dass er ihr Mut machen solle, diesen Schritt zu gehen, und dass er ihr endlich einmal bestätigen solle, dass sie eine wirklich gute Ärztin und Psychotherapeutin sei. Auch fühlte sie sich gerade wieder wie kurz nach dem Studium (Altersregression), was natürlich zu einer Verunsicherung führte. Beide Aspekte wurden nun wieder mittels Selbstakzeptanzübung behandelt:

- „Auch wenn ich immer noch eine Erwartungshaltung gegenüber meinem Chef habe, ..."
- „Auch wenn ich mich durch meine Erwartungshaltung gegenüber meinem Chef von ihm abhängig mache, ..."
- „Auch wenn ich von meinem Chef etwas verlange, was er gar nicht kann, ..."
- „Auch wenn ich innerlich mal wieder geschrumpft bin und mich dadurch selbst verunsichere, ..."
- „Auch wenn ich mal wieder vergessen habe, dass ich eine erfahrene und gestandene Ärztin bin, ..."

Und da ich das Gefühl hatte, dass nun eine provokativ-humorvolle Übertreibung angezeigt sein könnte, folgte diese Affirmation:

- „Auch wenn ich bisweilen immer noch eine leichte Tendenz habe, munter vor mich hin zu schrumpfen, ..."

Im Anschluss an diese Interventionen kamen ihr spontan zwei weitere positive Affirmationen in den Sinn:

- „Jetzt bin ich bereit, den Preis für meine Freiheit zu zahlen!"
- „Lieber lebendig, frei und arm als Sklave mit guten Pensionsansprüchen!"

Obwohl Letzteres nicht gerade die Reinform einer positiven Affirmation darstellt, bestand die Klientin auf diesem Spruch, da er ihr Spaß machte und deutlich ihr Energieniveau erhöhte. Insgesamt zeigte sich im weiteren Verlauf, dass sie vor allem von eher sportlichen Affirmationen profitierte.

Der Behandlungsprozess wird die ganze Zeit über *bifokal* betrachtet (siehe Abb. 10). Dies führt zu einer radikalen Komplexitätsreduktion. Die Komplexitätsreduktion erfolgt hinsichtlich zweier psychodynamisch hochrelevanter Bereiche, nämlich blockierender Emotionen und dysfunktionaler Kognitionen respektive Beziehungsmuster. Somit haben die Interventionen in diesen beiden Bereichen meist direkt spürbare Auswirkungen auf die klinische Symptomatik bzw. auf die Gesamtsituation. Hierbei ist auch interessant, dass die beiden Brillengläser zwei unterschiedlichen Hirnarealen zugeordnet werden können. Die Emotionen sind im limbischen System und die Kognitionen bzw. Glaubenssätze bzw. Beziehungsmuster im Großhirn, vor allem im präfrontalen Kortex, organisiert. Dies ist hilfreich, will man sich die Entstehungsorte der aktuellen Probleme und die Wirkorte der gewählten Interventionen besser veranschaulichen.

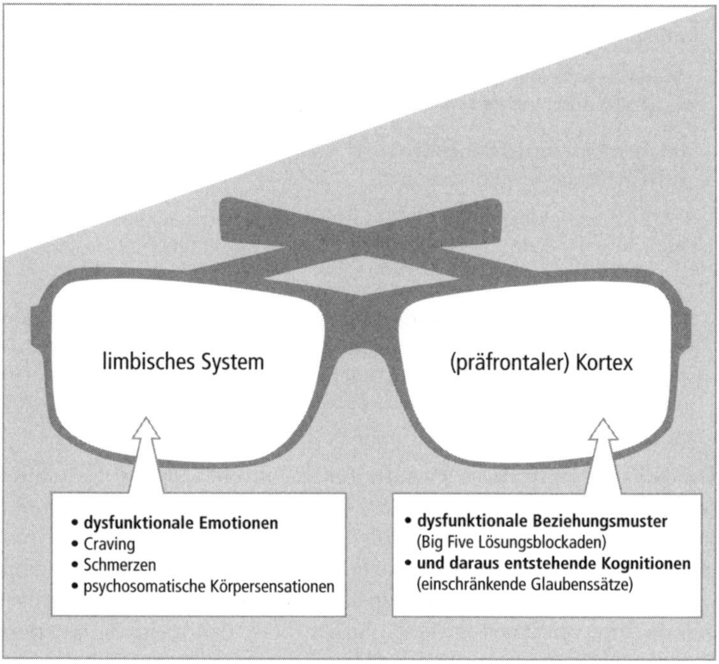

Abb. 10: Das bifokale Metamodell der PEP (nach Bohne 2007)

Der Therapeut kann sich also dezidiert auf *negative, dysfunktionale Emotionen* und *dysfunktionale Kognitionen, Glaubenssätze und Beziehungsmuster* fokussieren. Dies hat den Vorteil, dass die EP-Techniken genau dann zur Anwendung kommen können, wenn entweder negative Emotionen oder einschränkende Kognitionen bzw. Glaubenssätze bzw. Beziehungsmuster den Verlauf der Behandlung blockieren. Aufkommende Ressourcen werden natürlich auch sofort genutzt. Es sind also zwei Interventionsfelder, in denen man eine große Hebelwirkung hat, um bei dem vorhandenen Problem schnell und wirksam sein zu können. Ein solches Vorgehen verträgt sich sehr gut mit dem ressourcenorientierten Fokus der Hypnotherapie oder einem lösungsorientierten Ansatz, denn auch mit einem lösungs- und ressourcenorientierten Ansatz begegnen uns ja bisweilen immer noch hartnäckige emotionale und kognitive Blockaden bzw. dysfunktionale Loyalitäten. PEP wirkt hier wie eine Art *Prozessbeschleuniger.*

Durch eine *prozessorientierte* Arbeitsweise bleibt ein guter Rapport gesichert. Ferner können die einzelnen PEP-Tools in die jeweiligen Psychotherapiemethoden und Behandlungssettings auf natürliche Weise integriert werden. Dank der komplexitätsreduzierenden Fokussierung auf lediglich zwei Kernbereiche, die dysfunktionalen Emotionen und die dysfunktionalen Kognitionen und Beziehungsmuster, ist ein sehr schnelles Erkennen der relevanten psychodynamischen, unbewussten und systemischen Blockaden gewährleistet.

PEP kommt ohne den aus der Kinesiologie bekannten Muskeltest aus. Es wird vielmehr ein eigens entwickelter *Kognitions-Kongruenztest* genutzt, der hinsichtlich psychotherapeutischer Prozesse ein wesentlich höheres Potenzial hat als der Muskeltest. Hierbei spricht der Klient verschiedene Testsätze aus und achtet danach auf somatische Marker, also seine Körperreaktion, sowie auf innere Bilder und Ideen (siehe auch Bohne 2010a, S. 65). Meist tauchen auf diese Weise komplexe Ideen auf und es werden ideodynamische Prozesse aktiviert, während der kinesiologische Muskeltest lediglich ein binäres Ja/Nein produziert und somit nur restringierte Informationen zu Tage fördert. Ganz abgesehen von den bereits weiter oben beschriebenen Gefahren (S. 35), die die Nutzung des Muskeltests im psychotherapeutischen Bereich aus meiner Sicht als obsolet erscheinen lassen.

Auf eine dezidierte und ausführliche Beschreibung der PEP muss an dieser Stelle verzichtet werden. Nicht zuletzt, da dies den Raum der vorliegenden allgemeinen Einleitung in die Energetische Psychologie/Psychotherapie sprengen würde. Eine genaue und ausführliche Beschreibung der PEP erfolgt bei Bohne (2010a). Dort zeigen auch 16 erfahrene Psychotraumatherapeuten und Coachs, wie sie PEP in ihre Arbeit integrieren.

Es bleibt zu wünschen, dass die Energetische Psychologie von möglichst vielen erfahrenen und gutausgebildeten Psychotherapeuten angewandt und weiterhin auf ihre wirksamen Bestandteile hin untersucht wird und dass dieser faszinierende neue Ansatz möglichst bald auch in wissenschaftlichen Studien erforscht wird.

Anhang

Arbeitsblätter

Arbeitsblatt 1: Selbstakzeptanz bei Selbstvorwürfen

„Auch wenn ich mir (immer noch) vorwerfe, dass

……………………………………………………………………,

liebe und akzeptiere ich mich so, wie ich bin."

Oder:

„Auch wenn ich mir (immer noch) den Vorwurf mache, dass

……………………………………………………………………,

liebe und akzeptiere ich mich so, wie ich bin."

Wenn man nicht anders handeln *konnte*, als man gehandelt hat, könnte man noch folgenden Satz zweimal laut aussprechen (dabei auf dem Selbstakzeptanzpunkt kreisend reiben oder den Zeigefinger klopfen):

„Und jetzt verzeihe ich mir aus ganzem Herzen, da mir klar wird, dass ich nicht anders *konnte*, und dazu stehe ich jetzt!"

Der Zusatz „und dazu stehe ich jetzt" wird meist als sehr entlastend und selbstwertstärkend erlebt.

Wenn man nicht anders handeln *wollte*, als man gehandelt hat, könnte man noch folgenden Satz zweimal laut aussprechen:

„Und jetzt verzeihe ich mir aus ganzem Herzen, da mir klar wird, dass ich nicht anders *wollte*, und dazu stehe ich jetzt!"

Denn auch der Wille hat ja bekanntlich seine Berechtigung.

Zeigefinger klopfen

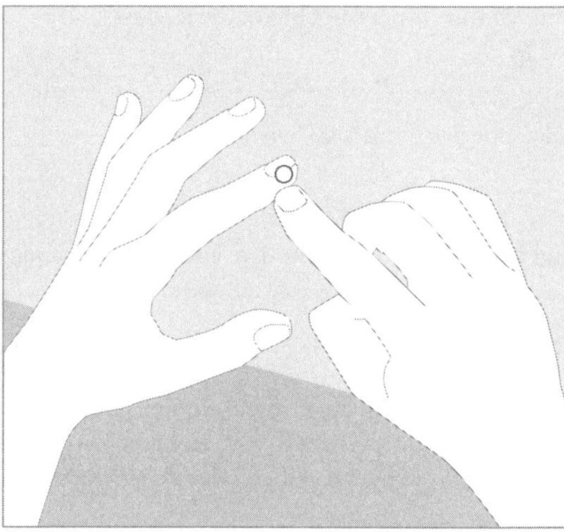

Abb. 11: Zeigefingerklopfen

Arbeitsblatt 2: Selbstakzeptanz bei Vorwürfen anderen gegenüber

Bei Vorwürfen anderen gegenüber sollte man auf alle Fälle folgenden Selbstakzeptanzsatz gemäß dem Beispiel zweimal laut aussprechen:

Beispiel: „Auch wenn ich Papa [oder Mama, Frau Geige, Herrn Lehrer etc.] (immer noch) vorwerfe, mich im Musikunterricht gequält zu haben, liebe und akzeptiere ich mich so, wie ich bin."

Jetzt Ihr persönlicher Satz: „Auch wenn ich .... (immer noch) vorwerfe, dass ...., liebe und akzeptiere ich mich so, wie ich bin."

Der nächste Schritt wäre:

„Auch wenn .... nicht anders konnte, als mir dies anzutun, liebe und akzeptiere ich mich so, wie ich bin, und lasse die Verantwortung für dieses Verhalten, diese Verletzung bei ihm/ihr!"

Bitte bedenke Sie bei diesem Thema, dass wir selbst es sind, die leiden, wenn wir uns oder anderen einen Vorwurf machen.
Mir selbst hat immer folgende Idee sehr geholfen, mich von Vorwürfen anderen gegenüber zu befreien:

„Während ich diesem Menschen gerade einen Vorwurf mache und mich dabei quäle, sitzt dieser vielleicht entspannt auf irgendeiner Terrasse, schaut aufs offene Meer hinaus, genießt sein Leben und schlürft gerade einen Campari."

Wir erreichen diejenigen, derentwegen wir ärgerlich oder wütend sind, ja mit unserem Groll und unseren Vorwürfen noch nicht einmal. Wofür sollte das Ganze dann gut sein? Im günstigen Fall ist Ärger ein handlungsmotivierendes Gefühl. Aber dann sollten Sie sich auch überlegen, in welche Handlung Ihr Ärger münden könnte (z. B. Meinung sagen, Kontakt abbrechen etc.).

Sollten Sie sich oder anderen weiterhin Vorwürfe machen wollen, darunter aber leiden, könnten Sie folgende Selbstakzeptanzübung machen, also inklusive Reiben des Selbstakzeptanzpunktes:

Bei Selbstvorwürfen: „Auch wenn ich lieber weiterleide, anstatt mir zu verzeihen, liebe und akzeptiere ich mich so, wie ich bin."

Bei Vorwürfen anderen gegenüber: „Auch wenn ich lieber weiterleide, anstatt .... [Namen eintragen] zu verzeihen, liebe und akzeptiere ich mich so, wie ich bin."

Meridiane und Akupunkturpunkte

Hier können die Namen der Meridiane und die Lage der Akupunkturpunkte nachverfolgt werden. „Galle 1" bedeutet z. B., dass es sich um den ersten Akupunkturpunkt auf dem Gallemeridian handelt.

Aktivierungspunkte / Meridianbezeichnung

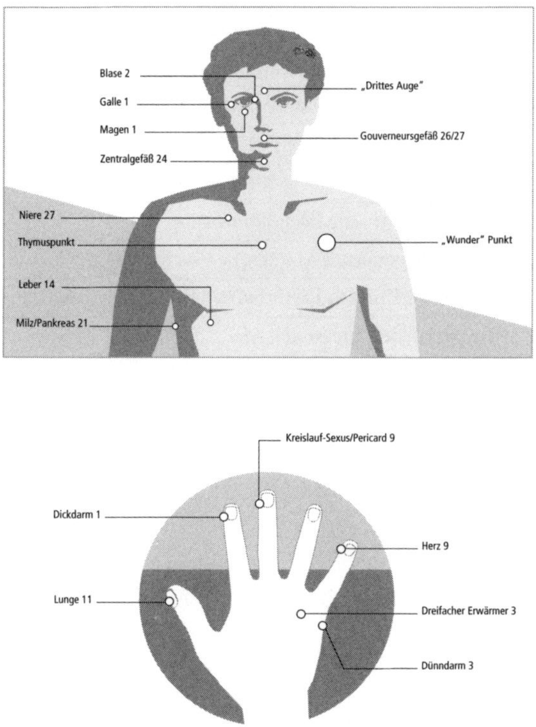

Abb. 12: Meridiane und Akupunkturpunkte

Verwendete Abkürzungen

AK	Applied Kinesiology
EDxTM	Energy Diagnostic and Treatment Methodes
EFT	Emotional Freedom Techniques
EMDR	Eye Movement Desentization and Reprocessing
EP	Energetische Psychologie
NAEM	Negative Affect Erasing Method
NLP	Neurolinguistische Programmierung
PEP	Prozessorientierte Energetische Psychologie
SUD	Subjective Units of Disturbance/Distress/Discomfort
TCM	Traditionelle Chinesische Medizin
TFT	Thought Field Therapy

Anmerkungen

1 Aus Gründen der besseren Lesbarkeit erlaube ich mir, hier nur die männliche grammatische Form zu gebrauchen. Es versteht sich von selbst, dass im Bereich der Psychotherapie eigentlich die weibliche Form angemessener wäre, da es mehr Klient*innen* und mehr Therapeut*innen* gibt. Die konsequente Nutzung der weiblichen Form würde jedoch einer weiteren kulturellen Provokation entsprechen und wurde deshalb verworfen.

2 Eye Movement Desensitization and Reprocessing.

3 Neurolinguistische Programmierung.

4 Auf Einladung von Gunther Schmidt aus Heidelberg (siehe auch Gallo 2000, 2002; Gallo und Vincenzi 2001).

5 Europäischer Kongress für Energie-Psychologie und Psychotherapie,„Das reiche Spektrum heilender Energieflüsse in individuellen und interaktionellen Systemen“, Heidelberg, 27.9.–29.9.2007.

6 Ganz stimmt das nicht, da verschiedene Formen von Energie schon in den unterschiedlichsten Methoden postuliert wurden. Näheres hierzu siehe in Wilhelm-Gößling (2006a, S. 87–99).

7 Kubny (2002, S. 127).

8 Abgesehen von ersten Kontakten mit westlichen Therapiemethoden seit den 90er Jahren des 20. Jahrhunderts.

9 Vgl. Diamond (2001, S. 16).

10 Vgl. Callahan (2001, S. 8 f.).

11 Gallo (2002, S. 10).

12 Zur teilweise abenteuerlichen Geschichte der Energetischen Psychologie siehe Gallo (2002, 2004).

13 Siehe auch Gallo (2002, S. 160).

14 Zu Craig siehe auch Gallo (2000, S. 272).

15 Näheres hierzu bei Gallo (2000, 2002).

16 Vgl. http://www.daegak.de/therapeuten0.html [5.2.2008]: „Applied Kinesiology (AK) wird im Unterschied zur ‚Angewandten Kinesiologie‘ und anderen ‚Kinesiologie‘formen, die vor allem von Laien angewandt werden, ausschließlich von Therapeuten mit einem medizinischen Abschlussexamen ausgeübt. Die klassische Form der AK bietet daher als einzige das volle Spektrum der therapeutischen Möglichkeiten. Die Ausbildung wird vom International College of Applied Kinesiology (ICAK) geregelt, das die Lehrer bestellt und Ausbildungsnachweise nach entspre-

chenden Prüfungen ausgibt. So hat der Patient die Gewissheit, dass die Ausbildung auf einem medizinischen Niveau stattgefunden hat, das für medizinische Laien nicht erreichbar ist. Der Begründer der Laienversion (ursprünglich ‚Touch for Health', in Deutschland meist ‚Angewandte Kinesiologie'), John Thie, beabsichtigte im Gegensatz dazu, Alltagshilfestellungen für Eltern, Betreuer und Lehrer zu geben."

17 Siehe auch Thie (2002).

18 Mehr hierzu bei Gallo (2000, 2002).

19 Siehe z. B. Garten (2004, S. 33).

20 SUD = Subjective Units of Disturbance/Distres/Discomfort; vgl. Wolpe (1990).

21 Siehe Gallo (2000, S. 159)

22 Abgesehen von Ausnahmen, wenn der Klient z. B. gelähmt ist oder eine schwere Depression mit Antriebshemmung hat bzw. in der Behandlung von Kindern.

23 Eine recht komplizierte Abfolge verschiedener gleichzeitiger Klopfstimulationen in Verbindung mit einer Atemübung, die fünf verschiedene Ein- und Ausatemphasen nutzt, siehe z. B. Gallo (2000, S. 159, 221; 2002, S. 120).

24 Vgl. Burtscher, Eppler-Tschiedel, Gerz und Suntinger (2001, S. 174).

25 Verfügbar unter: http://www.tftworldwide.com/tab.html [5.2.2008].

26 „Der Begriff Chakra kommt aus dem Sanskrit und bedeutet so viel wie Rad oder Kreis. Er beschreibt die feinstofflichen Energiezentren unseres Körpers. Über die Chakren findet ein Austausch der Energien des Menschen mit den Energien des Kosmos und der feinstofflichen Welt statt. Die Bezeichnung Rad passt nicht ganz, da man sie sich eher als Energiewirbel, welche sich trichterförmig öffnen, vorstellen kann. Diese Wirbel befinden sich in ständig kreisender Bewegung, wodurch sie Energien aussenden, aber auch in die Energiekörper hineinsaugen." Vgl. http://chakrenlehre.de/ [5.2.2008].

27 Siehe Damasio (2000, S. 251–269).

28 Siehe Bohne (2007a, S. 163–169).

29 Siehe Gallo (2002, S. 126).

30 Callahan (2001).

31 Siehe Gallo (2000, S. 141).

32 Lambrou u. Pratt (2005).

33 Gallo und Vincenzi (2001).

34 Z. B. Feinstein, Eden u. Craig (2007, S. 65–67).

35 Feinstein, Eden und Craig (2007, S. 69).

36 Siehe dazu z. B. Benesch (2005); Keller (2005); Wells u. Lake (2006).

37 Gallo (2000, S. 280).

38 Callahan (2001).
39 Gallo (2000, S. 149).
40 Siehe hierzu auch Garten (2004, S. 1–25); Gerz (2001, S. 7–13).
41 Garten (2004, S. 27).
42 Garten (2004, S. 39).
43 Siehe Bateson (2001).
44 Siehe Gallo (2000, S. 150; 2002, S. 131, 148).
45 Siehe Gallo (2000, S. 150; 2002, S. 132).
46 Aus der Energetischen Psychologie.
47 Siehe unter: http://www.faz.net/f30/common/Suchergebnis.aspx? term =+Britta+Steffen+und+Muskeltest&allchk=1&x=11&y=12 [31.3.2008].
48 Garten (2004, S. 44).
49 Garten (2004, S. 7).
50 Diamond (2001).
51 Siehe Stoffels und Ernst (2002).
52 Peter (2006, S. 49).
53 Siehe z. B. Garten (2004).
54 Persönliche Mitteilung per E-Mail vom 06.11.2007.
55 Griechisch *para* bedeutet „neben“, „über ... hinaus“, „gegen“, „abweichend“.
56 Hier möchte ich Karl Josef Sittig für seine kritischen Anregungen und Hinweise danken.
57 Garten (2004, S. 53–57).
58 Gerz (2001, S. 180).
59 Siehe Gallo (2002, S. 117).
60 Siehe Gallo (2002, S. 98).
61 Siehe Gallo (2002, S. 101).
62 Siehe Gallo (2000, S. 230).
63 Siehe Gallo (2000, S. 160–163 oder 2002, S. 269–284).
64 Siehe Wilhelm-Gößling (2006b, S. 76–77).
65 Für weitere Maßnahmen und Übungen zur Korrektur von Switching und Überenergie siehe Gallo (2000, 2002).
66 Siehe Gallo (2002, S. 166–167).
67 Näheres hierzu siehe Wilhelm-Gößling (2006b); Feinstein (2006).
68 Näheres hierzu siehe bei Feinstein (2006).
69 Grawe (2004, S. 376).
70 Siehe Gallo (2002, S. 126).
71 Oschman (2006).
72 SQUID ist die Abkürzung für *S*uperconducting *Qu*antum *I*nterference *D*evice – supraleitende Quanteninterferenzeinheit; ein SQUID ist ein Sen-

sor zur sehr präzisen Messung extrem geringer Magnetfeldänderungen; siehe auch Oschman (2006, S. 26.)
73 Garten (2004, S. 43).
74 Bartels und Zeki (2007).
75 Siehe Wilhelm-Gößling (2006a, S. 69–78).
76 Grawe (2004, S. 372–485).
77 Basch (1992).
78 Grawe (2004, S. 383).
79 Grawe (2004, S. 379–423).
80 Bohne (2003, S. 24).
81 Eine ausführliche Selbstbehandlungsanleitung finden Sie auch in Bohne (2007a) und Bohne (2008).
82 Der Selbstakzeptanzpunkt entspricht dem „wunden Punkt“ bzw. dem Sore Spot, dies ist ein „neuro-lymphatischer Reflexpunkt“.
83 Z. B. Hempen (2001); Müller (2001).
84 Entsprechen den vier Punkten von Gallos NAEM-Technik, vgl. Gallo (2002, S. 183).
85 Zur Bedeutung der einzelnen Akupunkturpunkte siehe auch Müller (2001).
86 Siehe Gallo (2000, S.120).
87 Siehe auch Elias und Ketcham (2004).
88 Bohne (2007a).
89 Bohne (2008).
90 Mehr zum Thema prozessorientierte Integration der Energetischen Psychologie in Bohne (2007b).
91 Da hier nicht auf vorhandene Studien eingegangen werden soll, siehe zu erschienenen Studien im Bereich der EP unter:
http://www.energypsych.org/displaycommon.cfm?an=5 [5.3.2008].
92 *Emotional Freedom Technique* von Gary Craig.
93 *Negative Affect Erasing Method*.
94 *Energy Diagnostic and Treatment Methods* von Fred Gallo.
95 *Thought Field Therapy* von Roger Callahan.

Literatur

Basch, M. F. (1992): Die Kunst der Psychotherapie. München (Pfeiffer).

Bartels, A. u. S. Zeki (2007): Hals über Kopf. Was passiert, wenn man Verliebte zum Hirnscann in den Computertomografen schiebt? *Gehirn & Geist* 1: 12–13.

Bateson, G. (2001): Ökologie des Geistes: Anthropologische, psychologische, biologische und epistemologische Perspektiven. Frankfurt a. M. (Suhrkamp).

Benesch, H. (2005): Klopf dich gesund. Blockaden lösen, schmerzfrei werden durch die EFT-Klopfakupressur. München (Kösel).

Besser-Siegmund, C. und H. Siegmund (2001): EMDR im Coaching. Paderborn (Junfermann).

Bohne, M. (2003): Zu der Person werden, die man ist. Das gefühlte Alter bei öffentlichen Auftritten. *neue musikzeitung* 11: 24.

Bohne, M. (2007a): Feng Shui gegen das Gerümpel im Kopf. Blockaden lösen mit Energetischer Psychologie. Reinbek bei Hamburg (Rowohlt).

Bohne, M. (2007b): Energetische Psychologie. Die Einbeziehung des Körpers und des Meridiansystems bei der Veränderung von dysfunktionalen Emotionen und einschränkenden Glaubenssätzen. *Suggestionen* 2: 32–52.

Bohne, M. (2008): Klopfen gegen Lampenfieber. Sicher vortragen, auftreten, präsentieren. Reinbek bei Hamburg (Rowohlt).

Bohne, M. (Hrsg.) (2010a): Klopfen mit PEP. Prozessorientierte Energetische Psychologie in Therapie und Coaching. Heidelberg (Carl-Auer).

Bohne, M. (2010b): Bitte klopfen! Anleitung zur emotionalen Selbsthilfe. Heidelberg (Carl-Auer).

Bohne, M., C. T. Eschenröder u. C. Wilhelm-Gößling (Hrsg.) (2006): Energetische Psychotherapie – integrativ. Praxis, Hintergründe, Wirkhypothesen. Tübingen (dgvt).

Burtscher, E. M., Eppler-Tschiedel, W. Gerz u. A. Suntinger (2001): AK-Meridiantherapie. Synthese der Akupunkturlehre und Applied Kinesiology. Wörthsee (AKSE).

Callahan, R. (2001): Leben ohne Phobie. Kirchzarten bei Freiburg (VAK).

Damasio, R. (2000): Decartes' Irrtum. Fühlen, Denken und das menschliche Gehirn. München (dtv).

Diamond, J. (2001): Der Körper lügt nicht. Kirchzarten bei Freiburg (VAK).

Diepold, J. H. (1998/1999): An alternative treatment approach with meridian based psychotherapies. Moorestown, NJ. Verfügbar unter: http://www.tftworldwide.com/tab.html [1.4.2008].

Elias, J. u. K. Ketcham (2004): Traditionelle Chinesische Medizin. Selbstheilung mit den fünf Elementen. Das Standardwerk der chinesischen Heilkunde. Frankfurt a. M. (Scherz bei S. Fischer).

Feinstein, D. (2006): Ein Überblick über Forschungen zur Energetischen Psychologie. In: M. Bohne, C. T. Eschenröder u. C. Wilhelm-Gößling (Hrsg.): Energetische Psychotherapie – integrativ. Praxis, Hintergründe, Wirkhypothesen. Tübingen (dgvt).

Feinstein, D., D. Eden u. G. Craig (2007): Klopf die Sorgen weg. Reinbek bei Hamburg (Rowohlt).

Gallo, F. P. (2000): Energetische Psychologie. Kirchzarten bei Freiburg (VAK).

Gallo, F. P. (2002): Handbuch Energetischer Psychotherapie. Kirchzarten bei Freiburg (VAK).

Gallo, F. P. u. H. Vincenzi (2001): Gelöst, entlastet, befreit. Klopfakupressur bei emotionalem Stress. Kirchzarten bei Freiburg (VAK).

Garten, H. (2004): Lehrbuch der Applied Kinesiology. Muskelfunktion, Dysfunktion, Therapie. München (Elsevier bei Urban & Fischer).

Gerz, W. (2001): Lehrbuch der Applied Kinesiology in der naturheilkundlichen Praxis. München (AKSE).

Grawe, K. (2004): Neuropsychotherapie. Göttingen (Hogrefe).

Hempen, C.-H. (2001): dtv-Atlas Akupunktur. München (dtv).

Keller, E. (2005): Endlich frei. Emotionale und körperliche Blockaden auflösen mit Emotional Freedom Techniques. Berlin (Ullstein).

Kubny, M. (2002): Qi – Lebenskraftkonzept in China. Definition, Theorien und Grundlagen. Heidelberg (Haug).

Lambrou, P. u. G. Pratt (2005): Emotionale Befreiung. Reinbek bei Hamburg (Rowohlt)

Müller, J. V. (2001): Den Geist verwurzeln. Die Namen der Akupunkturpunkte als Bindestrich der Psycho-Somatik. München (Müller & Steinicke).

Oschman, J. L. (2006): Energiemedizin. Konzepte und ihre wissenschaftliche Basis. München (Urban & Fischer).

Peter, B. (2006): Einführung in die Hypnotherapie. Heidelberg (Carl-Auer).

Stoffels, H. u. C. Ernst (2002): Erinnerung und Pseudoerinnerung. Über die Sehnsucht, Traumaopfer zu sein. *Nervenarzt* 73: 445–451.

Thie, J. F. (2002): Gesund durch Berühren. Touch for Health. München (Irisana bei Hugendubel).

Wells, S. u. D. Lake (2006): Pocket-Guide Emotional Freedom. Ahlerstedt (Param).

Wilhelm-Gößling, C. (2006a): Energetische Aspekte im Wandel der Psychotherapie. In: M. Bohne, C. T. Eschenröder u. C. Wilhelm-Gößling (Hrsg.): Energetische Psychotherapie – integrativ. Praxis, Hintergründe, Wirkhypothesen. Tübingen (dgvt).

Wilhelm-Gößling, C. (2006b): Wirkhypothesen Energetischer Psychotherapie. In: M. Bohne, C. T. Eschenröder u. C. Wilhelm-Gößling (Hrsg.): Energetische Psychotherapie – integrativ. Praxis, Hintergründe, Wirkhypothesen. Tübingen (dgvt).

Wolpe, J. (1990): The practice of behavior therapy. New York (Pergamon).

Über den Autor

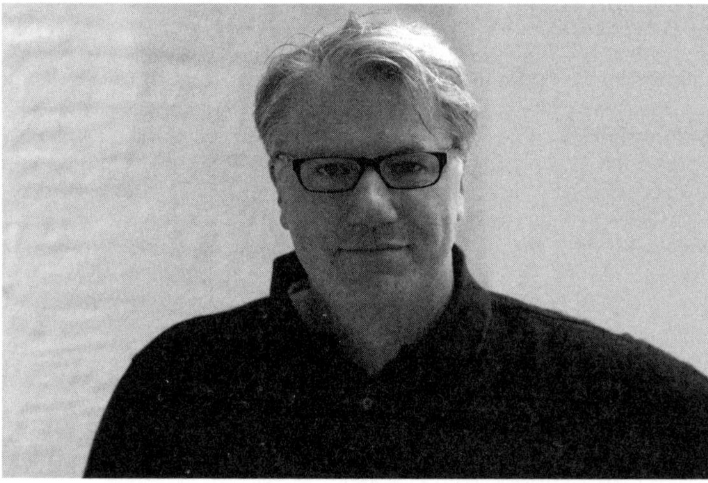

Michael Bohne, Dr. med., ist Facharzt für Psychiatrie und Psychotherapie. Neben der fachärztlichen Weiterbildung in tiefenpsychologisch fundierter Psychotherapie und Verhaltenstherapie ist er fortgebildet in Systemischer Therapie, Hypnotherapie, EMDR, Struktur- und Familienaufstellung und Energetischer Psychologie. Er ist renommierter Ausbilder in Energetischer Psychologie und gefragter Referent auf psychotherapeutischen Tagungen und Kongressen.

Als Auftritts-Coach trainiert er Fernseh- und Radiomoderatoren von ARD und ZDF, Orchestermusiker vieler deutscher Opern- und Sinfonieorchester sowie solistisch arbeitende, international auftretende Opernsänger (u. a. Coach für Mental- und Probespieltraining der Akademie der Berliner Philharmoniker). Ferner arbeitet er als externer Coach und Management-Trainer für verschiedene Unternehmen, u. a. die VW Coaching Gesellschaft, die NORD/LB und den NDR. Daneben ist er Coach und Berater für die Club of Rome-Schulen Deutschland. Vielfältige Vortrags- und Workshoptätigkeit zum Thema Lampenfieber und Bestleistungsoptimierung, u. a. im Rahmen von Lehraufträgen und Gastdozenturen an verschiedenen Musikhochschulen. Zahlreiche Veröffentlichungen zu den Themen Energetische Psychologie und Auftrittsoptimierung.

www.dr-michael-bohne.de

DR. MICHAEL BOHNE

PEP

KLOPFEN FÜR PROFIS.

PEP FORTBILDUNG

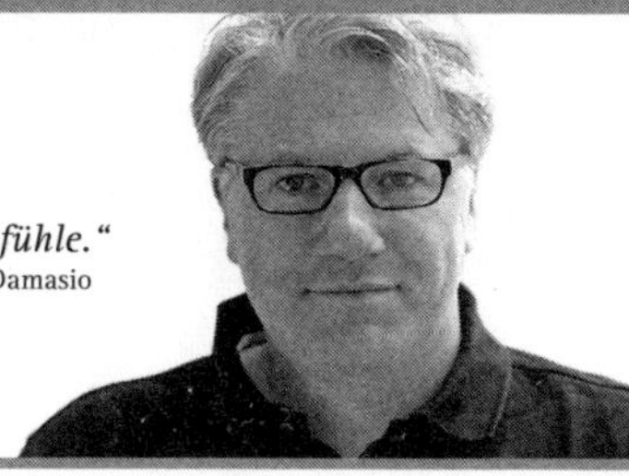

„Der Körper ist die Bühne der Gefühle."
Antonio Damasio

Die **PEP Fortbildung** gliedert sich in drei aufeinander aufbauende Drei-Tages-Kurse (PEP I-III). Bereits nach der Teilnahme am ersten Kurs (PEP I) können Sie beginnen, PEP effektiv in Ihre Arbeit mit Klienten, Patienten und Coachees zu integrieren.

Die PEP Fortbildung richtet sich an gut ausgebildete **Psychotherapeuten** (*auch HPG*), **Coaches**, sowie **Ärzte** und **Heilpraktiker** (*mit Interesse an psychosomatischer Grundversorgung, bzw. an Stärkung der emotionalen Selbsthilfekompetenz ihrer Patienten*).

Die Kurse finden durchweg an schönen Orten (Hannover, Frauenchiemsee, Weggis am Vierwaldstätter See, Lanzarote und Wien) und in angenehmen Seminarräumen statt.

PEP ist mit 27 Fortbildungspunkten je Kurs zertifiziert.

Sollten Sie esoterische oder kinesiologische Methoden suchen oder das Klopfen als Allheilmittel ansehen, dann gehören Sie nicht zu meiner Zielgruppe.

Bei Fragen zur Fortbildung rufen Sie mich gerne an: **0511 / 811 20 702**

Ausführliche Informationen erhalten Sie unter www.dr-michael-bohne.de

Wir geben Ihnen eine **super Vision.**

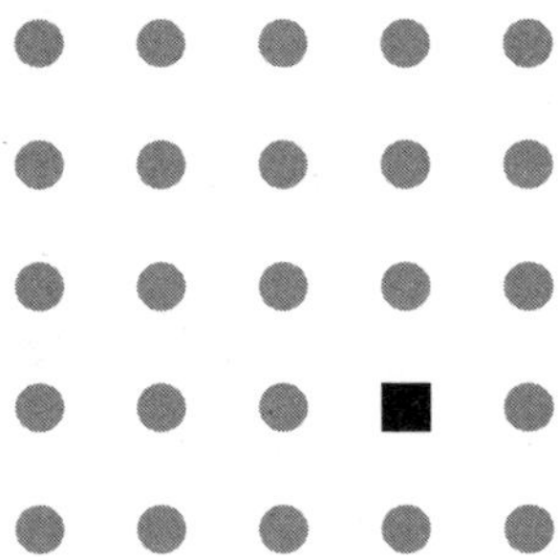

Design und Kommunikation für Therapeuten und Coaches.

Zeigen Sie Ihre Stärken. Machen Sie Ihr Profil, Ihre Kompetenz, Ihre Praxis für Ihre Lieblingszielgruppe sichtbar. Wir gestalten Ihnen dafür einen wirkungsvollen Auftritt.

Informationen erhalten Sie unter **Tel: 030 - 44 73 70 66** oder unter **www.deluzi.de**

deluzi Kreativbüro

Workshop DREISPRUNG ZUM ERFOLG - **www.zielprofil.de**

Michael Bohne (Hrsg.)

Klopfen mit PEP

Prozessorientierte Energetische Psychologie in Therapie und Coaching

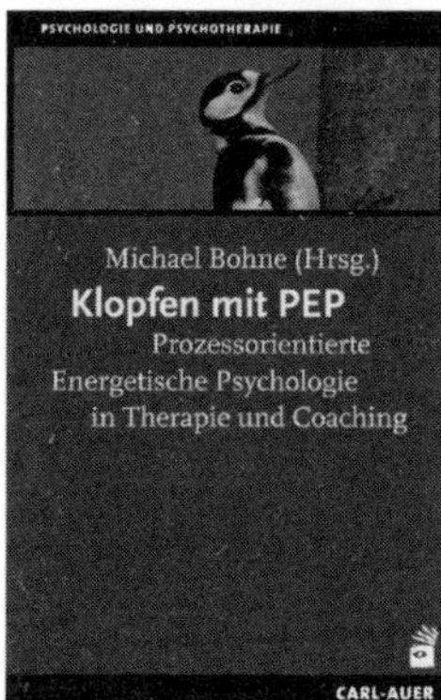

300 Seiten, Kt, 2010
ISBN 978-89670-730-7

Michael Bohne beschreibt die Grundlagen der Prozessorientierten Energetischen Psychologie und ihre psychodynamisch-systemisch-hypnotherapeutische Einbindung. 16 erfahrene Anwender demonstrieren im Anschluss, wie sich PEP in verschiedenen Kontexten einsetzen lässt, sei es bei Ängsten, Traumata, psychosomatischen Störungen oder im Coaching.

Mit Beiträgen von: Markus Bauer • Luigi Berini • Roseline Brinkman • Christine Carels • Georg Dünzl • Kurt Fischer • Roswitha M. Gschwandtner • Michael Haller • Margarita Klein • Diane Koehler • Uta Kronshage • Astrid Polanz-Burgstaller • Karin Schwenk • Maria Steiner Fahrni • Claudia Wilhelm-Gößling • Dirk Wehrsig.

„Das erste für den Kliniker brauchbare ‚Rezeptbuch' über die Klopftechnik."
Prof. Dr. Klaus Hüllemann

„Besonders hervorzuheben ist, dass diese Interventionsweise auf die Selbstaktivierung der Klienten setzt und damit eins der wirkstärksten Heilmittel moderner Psychotherapie in den Mittelpunkt stellt."
Prof. Dr. Peter Fürstenau

Carl-Auer Verlag • www.carl-auer.de

Michael Bohne (Hrsg.)

Bitte klopfen!

Anleitung zur emotionalen Selbsthilfe

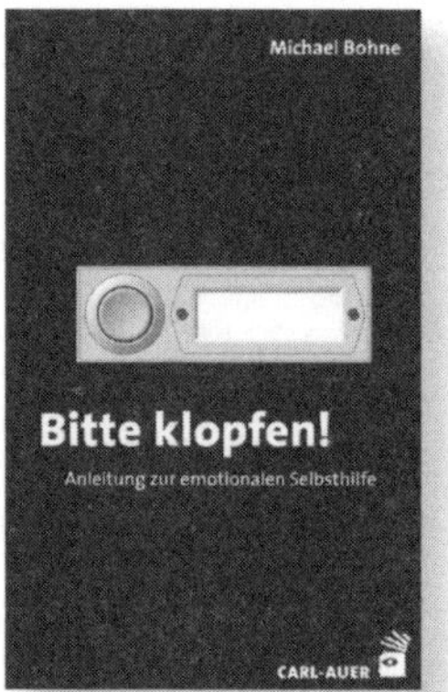

64 Seiten, Kt, 2010
ISBN 978-89670-737-6

Seit einigen Jahren sorgt in der Psychologie eine körperorientierte Technik für Aufmerksamkeit, die unter dem Begriff „Klopfen“ bekannt wurde. Sie geht auf die sogenannte Energetische Psychologie zurück und hat sich als ausgesprochen wirksame und nützliche emotionale Selbsthilfe erwiesen. Mittlerweile spielen Klopftechniken in Psychotherapie, Coaching und Traumatherapie eine immer größere Rolle.

„Klopfen“ ist leicht zu erlernen und beruht auf einem einfachen Prinzip: Während man gerade Stress, Leistungsdruck, Ängste, Ärger, Hilflosigkeit oder andere unangenehme Gefühle empfindet, „beklopft“ man bestimmte Akupunkturpunkte. Dabei werden einfache Sätze ausgesprochen, die die Selbstakzeptanz verbessern. Dieses Vorgehen führt meist recht schnell dazu, dass das Gehirn wieder in einen Zustand größerer Lösungskompetenz gelangt. Leistungsblockaden, belastende und unangenehme Gefühle lassen sich so bei den meisten Menschen gut auflösen.

Probieren Sie es aus!

Carl-Auer Verlag • www.carl-auer.de

Sonja Radatz

Einführung in das systemische Coaching

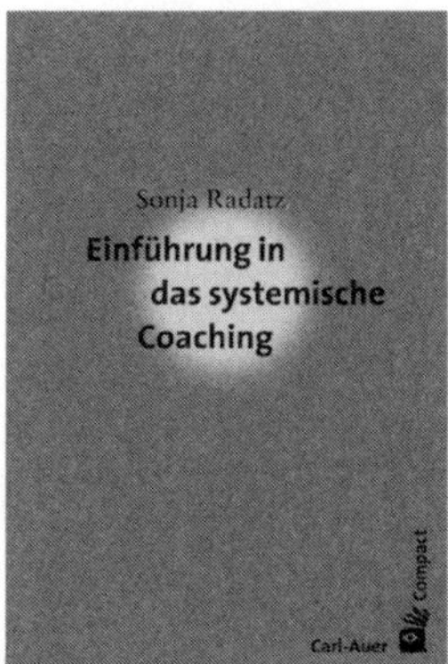

123 Seiten, Kt, 3. Aufl. 2009
ISBN 978-3-89670-519-8

Coaching kann – professionell angewendet – die erfolgreiche Bewältigung des (Berufs-)Alltags wie auch anspruchsvoller punktueller Herausforderungen im Job enorm erleichtern. Für den Coach geht es nicht nur darum, die notwendigen Arbeitsmethoden zu erlernen. Ausschlaggebend ist, dass er sich für eine Haltung entscheidet, die es dem Anderen ermöglicht, seine anstehenden Fragestellungen maßgeschneidert selbst zu lösen.

Dazu bietet dieses Buch qualifizierte Hilfestellung: In klar verständlicher Sprache und strukturierter Form beschreibt Sonja Radatz, wie Coaching in Führungs-, Beratungs- und Alltagssituationen erfolgreich angewendet werden kann, um rascher und effizienter zu passenden Lösungen und Entscheidungen zu kommen. Die Autorin demonstriert neben einem stringenten Coaching-Ablauf auch besondere Vorgehensweisen für spezifische Situationen. Anhand von praktischen Beispielen vermittelt sie nützliche Coaching-Instrumente für die Beratungs- und Führungspraxis und illustriert hilfreiche Selbstcoaching-Konzepte.

Carl-Auer Verlag – www.carl-auer.de